AIDE-MÉMOIRE

DES

MALADIES DE L'INTESTIN

ET DU

PÉRITOINE

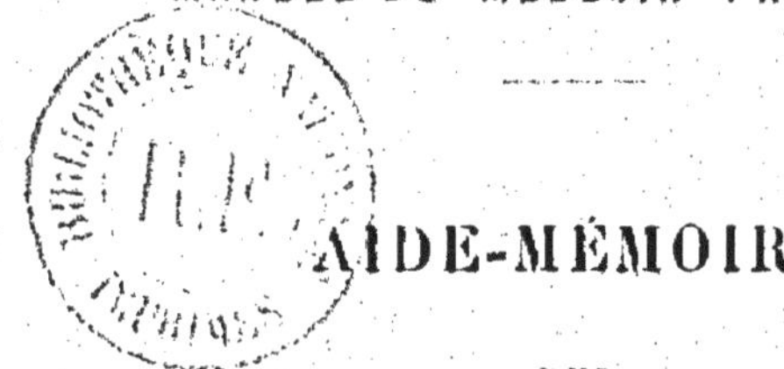

I

AIDE-MÉMOIRE

DES

MALADIES DE L'INTESTIN

ET DU

PÉRITOINE

PAR

Le Professeur Paul LEFERT

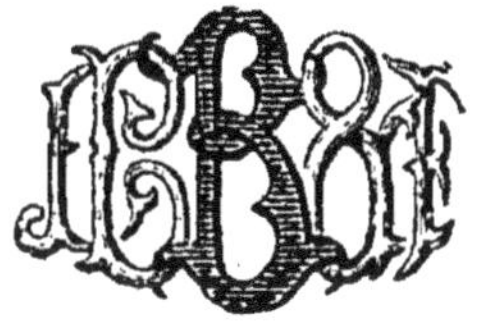

PARIS

LIBRAIRIE J.-B. BAILLIÈRE ET FILS

19, RUE HAUTEFEUILLE, PRÈS DU BOULEVARD SAINT-GERMAIN

1901

Tous droits réservés

158

PRÉFACE

—

Cet *Aide-mémoire*, destiné aux étudiants et aux médecins, a été conçu dans un but essentiellement pratique; aussi, avons-nous donné les plus grands développements à la partie clinique, aux questions de pratique journalière, telles que l'*appendicite*, l'*occlusion intestinale*, laissant au second plan tout ce qui est théorie ou anatomie pathologique.

Nous avons résumé, en quelques lignes, la description des affections rares et de celles qui, présentant des difficultés considérables de diagnostic et de traitement, sont réservées aux spécialistes.

Parmi les *maladies de l'intestin*, nous avons décrit celles de l'*anus* et du *rectum*, dont nous avons fait une étude complète.

En ce qui concerne le *péritoine*, nous nous sommes borné à décrire les *péritonites* et l'*ascite*, mentionnant en quelques lignes les affections rares et encore mal connues de la grande séreuse abdominale.

Professeur Paul Lefert.

AIDE-MÉMOIRE

DES

MALADIES DE L'INTESTIN
ET DU PÉRITOINE

I. — MALADIES DE L'INTESTIN
I. — PATHOLOGIE GÉNÉRALE DE L'INTESTIN

CHAPITRE PREMIER

SÉMIOLOGIE DE L'INTESTIN

§ Ier. — Sémiologie générale.

Les signes fournis par l'intestin sont : des troubles de la sensibilité, de la motilité, de la sécrétion, enfin de l'absorption. Les principaux sont : la *douleur*, la *diarrhée*, la *constipation*, les *fermentations intestinales*.

I. Douleur. — Elle se présente, ordinairement, sous forme d'une douleur crampoïde, due à la contracture de l'intestin. Habituellement, elle a pour origine le gros intestin, comme on peut s'en assurer par le palper, qui réveille la douleur sur le trajet du gros intestin, et montre celui-ci contracturé. Elle est extrêmement intense dans les coliques de plomb, la dysenterie, etc...

On nomme *épreintes*, la sensation spéciale, qui précède le besoin de déféquer. Le *ténesme* est le besoin incessant d'aller à la selle.

La douleur est un symptôme important dans l'occlusion intestinale; elle débute au niveau du siège de l'obstacle. Dans le cancer et diverses affections ulcéreuses, on peut observer des douleurs *névralgiformes* extrêmement intenses.

Enfin, la douleur est souvent réveillée par le *palper*, qui est plus ou moins pénible aux malades, dans toutes les entérites. Souvent, le maximum de la douleur survient lorsqu'on retire brusquement la main, après avoir lentement déprimé l'abdomen. Dans un assez grand nombre de cas, une pression large de l'abdomen atténue la douleur (coliques saturnines, crises de l'intéro-colite muco-membraneuse).

II. Diarrhée. — C'est l'évacuation de selles *abondantes* et *liquides*. L'abondance est variable; certains malades n'ont qu'une ou deux selles par jour, mais très abondantes; dans les diarrhées intenses, dans le choléra, les évacuations sont incessantes et très abondantes, aboutissant à une véritable déshydratation de l'organisme, avec diminution notable de toutes les sécrétions, et anurie parfois complète.

Les selles diarrhéiques sont *liquides;* il faut se méfier des *pseudo-diarrhées,* caractérisées par des selles contenant une forte proportion de mucus plus ou moins teinté de pus ou de sang; mais, au milieu de ce liquide, on trouve des débris de matières fécales dures. Ces pseudo-diarrhées s'observent dans les entérocolites chroniques, et dans les rectites. Au contraire, la diarrhée véritable est caractérisée par des selles tout entières liquides, sans matières dures.

L'aspect du liquide est variable : parfois sa coloration est foncée, ce qui est dû à la présence de *pigments biliaires,* en quantité considérable, soit qu'il y ait hyperproduction de bile, soit que le passage plus rapide des matières dans l'intestin entrave la résorption normale des acides biliaires. La présence de pigments biliaires normaux dans les fèces est aisée à déceler, à l'aide de la réaction de Gmelin; elle rend compte d'un certain nombre de *diarrhées vertes* des enfants; celles-ci peuvent, d'autre part, être aussi produite par la présence d'un bacille chromogène spécial.

Les matières diarrhéiques sont, souvent, plus ou moins *décolorées;* on connaît les selles ocreuses de la fièvre typhoïde : lorsque l'acholie pigmentaire est considérable, la décoloration peut être presque complète. Enfin, les matières contiennent ordinairement du mucus en quantité considérable, elles peuvent renfermer du pus ou du sang.

En cas de lésions destructives du pancréas, on observe des *selles graisseuses*.

La *lienterie* est caractérisée par la présence, dans les selles diarrhéiques, de débris alimentaires, mal digérés, et plus ou moins reconnaissables.

La diarrhée, lorsqu'elle est très intense, ou très prolongée, peut amener un affaiblissement considérable, prédisposant aux infections; et, assez souvent, à la neurasthénie.

Sa *pathogénie* est complexe; dans un certain nombre de cas, on constate de l'*hépatomégalie*, qui n'est peut-être pas toujours secondaire aux infections parties de l'intestin, mais peut engendrer la diarrhée, par altération de la sécrétion biliaire.

D'autre part, on sait que les malades atteints du *syndrome de Reichmann*, c'est-à-dire d'hyperchlorhydrie avec hypersécrétion gastrique, sont des constipés habituels, avec des crises diarrhéiques, survenant à la fin des crises douloureuses, non terminées par vomissement : ces crises diarrhéiques semblent attribuables à l'arrivée dans l'intestin d'une quantité considérable de liquide hyperacide.

Le plus souvent, la diarrhée semble due à une *infection* ou à une *intoxication* digestive, ce qui est rendu encore plus probable par la constatation, dans les selles diarrhéiques, de nombreux microbes, et de toxines abondantes et énergiques. C'est dire que, le plus souvent, la diarrhée est un symptôme d'*entérite*, aiguë ou chronique.

Cependant, il faut laisser une certaine part au *système nerveux* : les *diarrhées émotives* ou *a frigore* semblent bien être d'origine réflexe; Guéneau de Mussy a signalé l'influence prédisposante du neuro-arthritisme : on connaît des cas de diarrhée alternant avec des crises d'asthme, de catarrhe rhino-bronchique. Enfin, la diarrhée peut s'établir, à l'état chronique, chez les hystériques, les neurasthéniques, ou les aliénés.

Enfin, les *corps étrangers* peuvent provoquer la diarrhée, vraisemblablement par l'excitation mécanique de la muqueuse. C'est ainsi que l'on s'explique la diarrhée engendrée par l'abus des végétaux, les débris cellulosiques jouant le rôle de corps étrangers.

Traitement. — Nous ne ferons qu'énumérer les *constipants*. Le *régime carné* diminue les selles, qu'il rend plus consistantes : le *régime sec* ne semble pas avoir une influence bien heureuse; il contribue à l'affaiblissement et à l'amaigrissement du sujet.

Parmi les médicaments constipants, nous citerons surtout les *opiacés* (élixir parégorique, laudanum, extrait thébaïque), le sous-nitrate de bismuth.

Les *diarrhées nerveuses* seront traitées par des

calmants du système nerveux. Nous renvoyons au traitement des entérites, pour le traitement à opposer aux *diarrhées infectieuses* et *toxiques*.

III. Constipation. — C'est la diminution de la quantité des matières fécales, avec augmentation de leur consistance. La dureté semble due à la stagnation dans l'intestin, qui permettrait la résorption d'une grande quantité d'eau.

Les matières sont diminuées, mais cette diminution est, parfois, difficile à apprécier. En effet, s'il est vrai qu'en moyenne un adulte sain doive émettre 180 gr. de matières fécales par jour, on observe, à l'état normal, de nombreuses variations, suivant le régime, l'hygiène, les individus. On doit donc admettre, avec Nothnagel, que la constipation ne commence que lorsque le sujet est exposé à en souffrir, c'est-à-dire qu'on ne considérera pas comme constipées certaines personnes qui n'ont qu'une selle abondante et facile, tous les deux ou trois jours, tandis qu'on considérera comme constipés ceux qui vont à la selle tous les jours, mais ne rendent que difficilement des matières dures.

Lasègue distinguait une constipation *horaire* (rareté plus grande des selles), et une constipation *quantitative*.

Les selles des constipés sont plus dures que normalement, c'est-à-dire qu'au lieu d'être, comme normalement, molles et moulées, elles constituent

des *scybales,* dures, *ovillées,* c'est-à-dire disposées
en petites boules, ou bien de longs cylindres très
consistants. Souvent elles sont teintées de mucus.

La constipation, lorsqu'elle est intense et prolongée, prédispose aux hémorrhoïdes, à la colite
muco-membraneuse ; parfois, elle suffit pour
amener une obstruction intestinale; enfin, elle
s'accompagne souvent de troubles dyspeptiques
et de symptômes généraux ressemblant à ceux de
l'urémie (pesanteur de tête, inaptitude au travail,
teint terreux, etc...); ces phénomènes, autrefois
considérés comme étant d'ordre réflexe, semblent
plutôt attribuables à l'intoxication générale, qui
résulte de la coprostase. Peut-être même celle-ci
suffit-elle à provoquer la fièvre.

Les causes de la constipation sont des plus variables. Tantôt elle est *passagère,* sans importance : elle peut être *symptomatique d'une affection entravant le cours des matières* (rétrécissements, compressions de l'intestin) ; certaines
constipations semblent d'*origine nerveuse;* telles,
celle des péritonites, celle des affections douloureuses de l'estomac, celle des hystériques. Enfin,
la constipation peut être *habituelle;* elle peut être
due, soit à l'atonie de l'intestin, soit à sa contracture (Kussmaul, Fleiner). On a invoqué des troubles
de la sensibilité, ou de la sécrétion intestinale,
l'entéroptose, des coudures trop marquées du côlon
pelvien, des adhérences intestinales, etc...

Nous renvoyons à l'entérocolite muco-membraneuse pour ce qui concerne le traitement de la constipation. Rappelons seulement qu'on doit s'adresser surtout à un régime approprié, à une bonne hygiène, ou à des moyens mécaniques (lavements, massage), plutôt qu'aux purgatifs, qui n'ont, d'ailleurs, qu'une action transitoire.

IV. Fermentations intestinales. — Normalement, l'intestin grêle est le siège de fermentations qui sont nécessitées par la digestion. Mais ces fermentations peuvent être plus abondantes ou anormales. Le résultat en est la production de *gaz intestinaux* en quantité anormale. Leur déplacement dans l'intestin produit les gargouillements connus sous le nom de *borborygmes* : ils peuvent être éliminés par l'anus, sous forme de gaz fétides, à odeur d'œufs pourris, de sulfhydrate d'ammoniaque ; d'autres fois, ils s'accumulent dans l'intestin, qu'ils distendent, en produisant du *météorisme*. Lorsqu'il est généralisé, on peut voir les anses grêles se dessiner sous la peau (signe de Laugier) : d'autres fois, le météorisme est partiel, en amont d'un point rétréci. Il est facile de constater par la percussion que ce sont bien des gaz qui distendent l'intestin.

Il ne faut pas confondre le météorisme avec le *tympanisme des hystériques*, dû à la contracture du diaphragme.

Les fermentations intestinales sont dues, comme

les fermentations gastriques, qui, d'ailleurs, coexistent le plus souvent, à l'atonie musculaire de l'intestin, ou bien à l'ingestion de substances fermentescibles.

Il faut donc, tout d'abord, éviter l'ingestion de substances capables d'être nuisibles; on pourra combattre l'hyperproduction gazeuse par l'emploi des absorbants (charbon, salicylate de soude); enfin, il faut surtout combattre l'infection ou l'intoxication causale. Le traitement se confond donc, presque entièrement, avec celui des entérites.

§ II. — Sémiologie spéciale.

Nous étudierons successivement les *crises intestinales*, l'*entéroptose*, l'*entéro-colite muco-membraneuse*, la *lithiase intestinale*, la sémiologie de l'*helminthiase*.

I. Crises intestinales. — Les mieux connues sont celles du *tabès*. Bien plus rares que les crises gastriques, elles s'observent surtout chez les malades qui en sont atteints. La crise gastrique se complique alors de *douleurs intestinales* extrêmement violentes, susceptibles d'amener la mort dans le collapsus, comme Vulpian en a relaté un exemple. La *diarrhée* est peu considérable; les crises débutent et cessent brusquement, comme les crises gastriques. On a signalé dans la *maladie de Basedow* des crises de diarrhées indolores.

II. Entéroptose. — L'entéroptose, ou *maladie*

de Glénard, est caractérisée par la ptose d'une portion plus ou moins étendue de l'intestin. Elle siège surtout sur le côlon, que l'on sent, au palper, sous forme d'une *corde* tendue transversalement ; il peut revêtir la forme d'un M.

D'ordinaire, l'entéroptose coïncide avec une constipation opiniâtre, voire, même, de l'entéro-colite muco-membraneuse ; il n'est pas rare de constater d'autres ptoses viscérales (rein, foie, estomac). Certains auteurs, dont M. Tuffier, tendent à considérer l'entéroptose comme l'une des manifestations d'un état morbide caractérisé par la flaccidité de tous les tissus ; si bien qu'en l'état actuel de nos connaissances il devient difficile de faire la part de l'intestin dans les troubles dyspeptiques, la neurasthénie, et l'altération de l'état général, qu'on observe si fréquemment chez les malades atteints d'entéroptose.

III. Entéro-colite muco-membraneuse. — SYMPTÔMES. — C'est une affection dont la nature est encore discutée ; elle est caractérisée, cliniquement, par des douleurs, de la constipation, et le rejet de fausses membranes.

1° *Douleurs.* — Les malades se plaignent surtout de *crises de coliques*, survenant deux ou trois heures après les repas, ou, la nuit, vers 2 heures du matin. Elles sont plus fréquentes pendant les chaleurs de l'été, et sont souvent provoquées par des écarts de régime. La douleur est une sensation de crampe ou de brûlure, que les malades localisent volontiers, dans le flanc gauche, sur le trajet du côlon descendant. D'autres fois, c'est une sensation pénible de barre, transversalement étendue d'un côté à l'autre de l'abdomen; elle occupe le trajet du côlon transverse. Ces crises douloureuses durent quelques minutes ou plusieurs heures; elles se terminent, le plus souvent, par des débâcles diarrhéiques.

Entre les paroxysmes, les malades sont bien portants; cependant, certains se plaignent de pesanteurs abdominales fréquentes, surtout après les repas.

2º *Constipation*. — C'est le phénomène initial; il précède, de beaucoup, les autres manifestations morbides. Les malades sont d'anciens constipés, avant de présenter les signes de l'entéro-colite.

La constipation est caractérisée par la rareté plus grande des évacuations, et, surtout, par la dureté des matières. Elles se présentent tantôt sous forme de cylindres plus ou moins aplatis, comme passés à la filière, ou sous forme de petites scybales dures, ovillées, de consistance parfois pierreuse. M. Mathieu signale l'existence, assez rare, de véritables coprolithes, formés de concrétions phosphatiques, accumulées sur les féces; c'est là une des manifestations de la lithiase intestinale, qui, nous le verrons, accompagne souvent la colite muco-membraneuse.

De temps en temps, la constipation est entrecoupée de *pseudo-débâcles diarrhéiques* : les selles contiennent, au milieu d'un mucus abondant, de petits fragments de scybales dures, irrégulières. Ces pseudo-débâcles surviennent surtout après les crises de coliques ; parfois, la diarrhée semble être le phénomène initial de la maladie, principalement chez l'enfant. On voit alors la diarrhée durer une ou deux semaines, puis apparaissent les symptômes ordinaires de l'entéro-colite.

Enfin, souvent, les malades présentent des débâcles non précédées de douleurs. En ce cas, elles sont souvent annoncées par des symptômes rappelant ceux de l'indigestion.

3° *Rejet de fausses membranes.* — C'est le symptôme le plus caractéristique de l'entéro-colite muco-membraneuse. Le plus souvent, l'examen des selles y montre une certaine quantité de glaires, de mucus ressemblant à du blanc d'œuf non cuit ; parfois le mucus se concrète en petites boules blanchâtres et molles ; souvent, il enrobe plus ou moins complètement les matières. Parfois, les malades observent de véritables fausses membranes, tantôt larges à peine comme l'ongle, d'autres fois, elles atteignent des dimensions considérables, et se présentent sous les formes les plus diverses ; cylindres d'un diamètre de 1 à 2 centimètres seulement, qui paraissent représenter le moule d'une portion contracturée du gros intestin (Mathieu) ;

fausses membranes étroites et rubanées, d'une longueur telle qu'on pense parfois à des vers intestinaux (Potain); ces pseudo-membranes représenteraient, pour M. Potain, une longue bande de mucus concrété au niveau des bandes longitudinales du gros intestin.

La quantité de mucus et de fausses membranes expulsée à chaque selle est, généralement, peu abondante; dans la forme légère, les malades n'en rendent guère qu'une cuillerée à café par selle; cette quantité peut devenir beaucoup plus abondante dans les formes graves, surtout après les paroxysmes douloureux ; enfin, quelquefois, les malades ont des débâcles constituées uniquement par des glaires ou des fausses membranes.

Tels sont les *signes fonctionnels habituels* de la forme commune; chez certains malades, les paroxysmes douloureux sont extrêmement intenses, la douleur est généralisée à tout l'abdomen, elle est, parfois, telle que le poids des couvertures est pénible au malade; le ventre se ballonne, le faciès se grippe ; les vomissements sont, parfois, très fréquents, et dégénèrent en une véritable intolérance, seul le lait est bien supporté; ces symptômes durent plusieurs jours ou plusieurs semaines; on conçoit que le diagnostic de semblables crises puisse être délicat; on est bien tenté de penser à une péritonite.

M. Mathieu a signalé des *paroxysmes fébriles.*

La fièvre dure quinze jours à trois semaines; elle peut atteindre 40°, et s'accompagne de douleur et de diarrhée abondante, si bien que, dans ces conditions, le diagnostic peut demeurer hésitant, entre une colite membraneuse et une fièvre typhoïde, ou une entérite tuberculeuse.

Quelquefois, les douleurs s'accompagnent d'épreintes et de ténesme rectal et vésical, phénomènes qui peuvent faire penser à la cystite du col.

On a signalé, chez certains malades, la décoloration des matières ; elle se produit par périodes irrégulières, coïncidant, ou non, avec les paroxysmes douloureux.

Chez les sujets nerveux, on peut observer des phénomènes de retentissement à distance: palpitations de cœur, crises de pseudo-angine de poitrine, voire même des syncopes, des accès de suffocation.

L'état général demeure longtemps excellent. Cependant, lorsque la colite dure depuis longtemps et surtout lorsque les périodes de constipation sont prolongées, on observe des troubles dyspeptiques divers, et une altération notable de l'état général. Le malade maigrit, il a l'air souffreteux, le teint terreux ; souvent, les sujets atteints d'entéro-colite versent dans la neurasthénie.

L'examen du ventre donne des résultats différents suivant qu'on explore le malade en état de crise ou au repos. Dans le premier cas, le côlon tout entier est douloureux à la pression ; la douleur est plus forte au niveau de ses angles, surtout de l'angle gauche (Potain), et le long du côlon descendant ; on sent, parfois, l'intestin contracturé, roulant sous le doigt comme un tuyau de caoutchouc ou de plomb. La contracture peut être localisée à une petite portion du côlon.

A l'état de repos, le côlon est souvent perceptible sous forme d'une *corde colique*, surtout nette au niveau du côlon descendant ; on peut sentir, dans le gros intestin, un chapelet de scybales dures. Enfin, le cœcum peut être distendu, en boudin.

Il est fréquent de constater des ptoses abdominales : l'entéroptose, la dilatation et l'abaissement de l'estomac, la ptose du rein droit, un léger abaissement du foie. Les ptoses viscérales sont surtout fréquentes chez les sujets qui souffrent beaucoup ; si bien que toutes les douleurs dont ils se plaignent ne sont pas toujours uniquement attribuables à l'entéro-colite.

PRONOSTIC. — Il varie suivant les cas ; certains malades ne souffrent que peu ou pas de leur colite ; d'autres fois, la maladie cède aisément à quelques soins d'hygiène, mais, souvent, la colite est une affection rebelle, exigeant un traitement très long ; cependant on doit toujours arriver à en faire disparaître les symptômes.

Le pronostic est quelquefois aggravé par des *complications ;* des hémorragies intestinales abondantes ont été signalées dans quelques cas ; plus souvent la constipation peut aller jusqu'à l'obstruction intestinale, ce qui peut faire penser à une affection organique sténosante du gros intestin, d'autant plus que cette obstruction peut s'accompagner d'un spasme localisé, du côlon pelvien. Enfin, la colite semble prédisposer aux infections ou intoxications intestinales ou généralisées ; nous aurons à discuter ses rapports avec l'appendicite.

DIAGNOSTIC. — Nous ne nous arrêterons pas aux difficultés que présente parfois le diagnostic. Nous venons d'en signaler quelques-unes ; nous aurons à revenir, ailleurs, sur le diagnostic de la colite, du cancer du côlon, et de l'appendicite.

La *nature* de la colite muco-membraneuse est encore mal connue. C'est une maladie atteignant, de préférence, les jeunes sujets, ou les adultes ; les femmes sont deux fois plus souvent atteintes que les hommes ; elle s'observe surtout dans les classes aisées, chez les neuro-arthritiques.

La constipation habituelle semble être le facteur essentiel de la colite ; l'entéroptose est inconstante ; les entérites aiguës semblent créer une simple prédisposition.

Il ne semble pas possible de classer la colite muco-membraneuse parmi les entérites chroniques. Presque tous les examens nécropsiques ont montré l'intégrité de la muqueuse du gros intestin ; seul Wannebroucq a signalé des lésions su-

perficielles. Habituellement, tout le processus ana-
tomo-pathologique se résume en la présence de
mucus et de fausses membranes, qui sont compo-
sées uniquement par du mucus coagulé, englobant
un certain nombre de leucocytes et de cellules épithéliales. On a constaté, dans les sécrétions de
l'entéro-colite, divers microbes, parmi lesquels le
coli-bacille, des amibes et le diplocoque de Thiercelin.

TRAITEMENT. — Il faut surtout éviter la constipation, prescrire un régime d'où seront exclus les
alcools, les graisses, les féculents et les végétaux
les plus riches en cellulose.

Les meilleurs laxatifs sont des purgatifs huileux, ou la rhubarbe, des cachets de magnésie,
charbon, soufre (ââ 5o cent. pour un cachet, 2 par
jour); ces laxatifs seront donnés à petites doses, et
de temps en temps seulement. Les grands lavages
intestinaux, avec 2 litres d'eau chaude, à faible
pression, produisent d'excellents effets; il en est de
même des eaux de Plombières et Châtel-Guyon.

Les crises douloureuses seront calmées surtout
par la belladone. On donne:

    Poudre de belladone...... ⎫
    Extrait ....id...,.... ⎬ ââ 1 cent.

Pour une pilule, en prescrire de 2 à 10 par jour,
suivant l'âge et l'intensité de la crise.

Souvent, les malades sont calmés par l'ingestion

de plusieurs cuillerées à bouche d'huile d'olives, ou par un léger massage du côlon contracturé.

IV. Lithiase intestinale. — On trouve, parfois, dans les matières fécales, des concrétions calcaires assez volumineuses, dépassant 2 cm. de diamètre. Elles sont formées de phosphates et carbonates de chaux, disposés par couches concentriques, autour d'un corps étranger quelconque ou d'une masse stercorale; en ce dernier cas, on leur réserve le nom de *coprolithes*. Plus souvent, on observe une émission plus ou moins abondante de *sable intestinal*, ayant la même composition chimique que les calculs.

La lithiase intestinale se confond, souvent, avec la colite muco-membraneuse, et n'est diagnostiquée que par l'inspection des selles. Cependant, les gros calculs peuvent donner lieu à des accidents d'occlusion intestinale. Quelquefois, on les sent dans l'intestin, sous forme de tumeurs arrondies d'une dureté spéciale; enfin, leur migration peut engendrer des accidents comparables à ceux de la colique hépatique ou néphrétique, en cas de lithiase hépatique ou rénale.

On est, actuellement, mal fixé sur la pathogénie de la lithiase intestinale; les uns, comme M. Dieulafoy, tendent à la rattacher à une *origine diathésique;* d'autres, parmi lesquels M. Mathieu, font remarquer la nature phosphatique des calculs, qui sont, ainsi, identiques aux calculs vésicaux des cystites; aussi pensent-ils qu'on doit rattacher la lithiase intestinale à une inflammation chronique du gros intestin.

V. Helminthiase. — Les principaux vers qui peuvent habiter l'intestin de l'homme sont les uns des vers plats, tænias ou bothriocéphales, de l'ordre des Cestoïdes; les autres, des vers arrondis, de l'ordre des Nématodes: Ascarides, Oxyures, Trichocéphales, Ankylostomes.

Nous ne décrirons pas ces divers parasites, renvoyant, pour tout ce qui touche l'histoire naturelle, aux traités de zoologie (1). Rappelons seulement que le tænia inerme, d'origine bovine, est bien plus fréquent, en France, que le tænia solium, ou parasite de la ladrerie du porc. Le bothriocéphale long, qui vient des poissons, est surtout fréquent en Suisse. Nous ne ferons que citer le *tænia canina*, les *tænias nana*, *flavopunctata*, de Madagascar.

1º **Tænias.** — Ils peuvent ne déterminer aucun trouble; on les reconnaît seulement par la constatation d'anneaux dans les selles. Souvent, ils déterminent quelques coliques, de la boulimie, du prurit anal, parfois, chez les enfants, des convulsions, et, chez les névropathes, des troubles nerveux divers, parfois assez graves.

(1) Voy. Henri Girard, *Aide-mémoire de zoologie*. Paris, 1895.— Paul Lefert, *Aide-mémoire d'histoire naturelle médicale*.

TRAITEMENT. — Il comprend deux indications : engourdir le ver, pour qu'il lâche prise, et l'expulser tout entier, *y compris la tête*. Voici les principaux remèdes à conseiller :

1° Un soir, le malade ne prend que du lait;

2° Le lendemain matin, on donne l'un des médicaments suivants :

a) Soit :

Extrait éthéré de fougère mâle........	6 à 8 gr.
Sirop d'éther	100 —
Sirop gommeux	ad libitum

b) ou :

Capsules de Créquy et Limousin, contenant chacune 50 gr. d'extrait éthéré de fougère mâle et 5 gr. de calomel. En faire prendre de 12 à 16.

Puis le malade se place sur un seau plein d'eau chaude, et attend l'expulsion. Si elle ne se fait pas au bout d'une heure, faire prendre 100 gr. de sirop d'éther ; au bout de la 2e heure, faire prendre 40 gr. d'huile de ricin.

c) Enfin, on peut prescrire 50 à 60 gr. d'écorce de racine de grenadier, en macération dans l'eau, associée à un purgatif.

La guérison n'est complète que si la tête est rendue, sinon on recommencera le traitement lors de l'apparition, dans les selles, de nouveaux anneaux.

2° **Nématodes.** — *a*) *Ascarides.* — Ils peuvent

déterminer des symptômes fort bizarres, surtout de la diarrhée, et les troubles nerveux les plus variés. M. Chauffard a signalé, dans un cas, un véritable état typhoïde; ces symptômes tiennent à ce que les Ascarides renferment une substance toxique. En outre ils peuvent être expulsés par vomissements, parfois ils déterminent des symptômes d'occlusion intestinale. Ils peuvent également déterminer l'obstruction du cholédoque ou du canal de Wirsung et même, au dire de Laboulbène, causer des abcès intestinaux, qui pourraient être suivis de péritonite par perforation.

Le diagnostic ne se fait que par l'expulsion des Ascarides, ou tout au moins de leur membrane d'enveloppe, lors de la mue de l'animal.

Pour déterminer l'expulsion des Ascarides, on a recours soit à la poudre de *semen contra* à doses de 2 à 8 gr., dans un excipient sucré, ou mieux à la santonine. Pour les enfants, on en donne autant de centigr. que l'enfant compte d'années : pour l'adulte, de 20 à 30 centigr. ; on la fait avaler mêlée à du sucre, après le repas du soir; le lendemain on purge, à l'aide du calomel. La santonine donne quelquefois des troubles toxiques; le malade voit les couleurs altérées, comme s'il regardait à travers un verre jaune.

b) Oxyure. — Surtout fréquent chez les enfants, il est gênant à cause du prurit anal insupportable qu'il détermine le soir. Parfois même il sort de l'anus, à la chaleur du lit, et se promène sur le périnée, prédisposant à la masturbation.

TRAITEMENT. — Il est long et difficile ; on prescrit de la santonine et du calomel, comme pour les Ascarides : en outre, on donne de grands lavages intestinaux, avec de l'eau froide salée, vinaigrée, ou des lavements à l'ail, à l'absinthe, aux espèces anthelminthiques (5 gr. de poudre pour un enfant, 3 fois plus pour un adulte). On a conseillé les lavements glycérinés, sucrés, les lavements éthérés (5-6 gr. d'éther sulfurique), enfin, les lavements à l'huile mentholée.

c) **Ankylostôme duodénal.** — Il atteint surtout les mineurs, et provoque des hémorragies intestinales, amenant une anémie souvent mortelle.

TRAITEMENT. — Il est long et difficile ; le remède le plus actif semble être l'extrait éthéré de fougère mâle, mais il faut atteindre des doses de 10 et 20 gr., ce qui n'est pas sans danger.

CHAPITRE II

ACCIDENTS ET COMPLICATIONS DES MALADIES DE L'INTESTIN

§ Ier. — Ulcérations et perforations intestinales.

I. Ulcérations. — On décrit sous ce nom toute solution de continuité de l'une ou de toutes les tuniques de l'intestin, pourvu qu'elles ne soient pas dues à une plaie pénétrante de l'abdomen.

Pathogénie. — Les unes sont *traumatiques :* par exemple, celles consécutives à la chute de l'escarre intestinale, déterminée par une contusion violente de l'abdomen, sans plaie pénétrante, ou encore, celles que causent, par leur présence, les corps étrangers de l'intestin. Mais, le plus souvent, les ulcérations sont d'origine *inflammatoire*, ou spontanées ; elles s'observent dans toutes les entérites aiguës ou chroniques, la fièvre typhoïde, la dysenterie ; dans la tuberculose, la syphilis, le cancer de l'intestin ; nous signalerons à part l'ulcère du duodénum. Enfin, mentionnons, tout spécialement, les ulcérations dues à l'introduction, dans l'intestin, de *caustiques*, tels que le sublimé, le tartre stibié, l'alcool ; celles qui sont consécutives à *l'occlusion intestinale* ou à *l'étranglement herniaire ;* celles que l'on observe au cours des endocardites infectieuses. Rappelons également que les dermatoses ou les brûlures étendues peuvent causer des ulcérations du duodénum, ressemblant à l'ulcère rond.

A part ces dernières, qui sont, vraisemblablement, d'*origine réflexe*, les ulcérations sont produites soit par la nécrose et la suppuration de la muqueuse (caustiques), ou des plaques de Peyer (fièvre typhoïde), ou, encore, par des troubles circulatoires (embolus, thromboses septiques ou non).

ANATOMIE PATHOLOGIQUE. — Nous n'insisterons pas sur les ulcérations des entérites, des rectites, de l'occlusion intestinale, de l'appendicite, des affections organiques de l'intestin, puisque ces affections seront décrites ailleurs dans cet ouvrage. Rappelons seulement que les ulcérations de la fièvre typhoïde siègent au niveau des plaques de Peyer, dont elles partagent la topographie (bord libre de l'intestin, direction longitudinale, prédominance sur la terminaison de l'iléon), les dimensions (variables depuis le volume d'une tête d'épingle jusqu'à plusieurs centimètres), enfin, la forme. Au début, l'ulcération remplace exactement la plaque de Peyer, puis elle s'élargit et se creuse, empiétant sur les tissus voisins.

La *dysenterie* donne lieu à des ulcérations qui, d'abord circulaires, à bord taillés à pic, deviennent confluentes, et peuvent s'étendre à presque toute la muqueuse du gros intestin. Elles sont, alors, irrégulières, plus étendues que les lambeaux de muqueuse saine qui les séparent. Dans la forme chronique, on peut observer un aspect analogue à la *psorentérie :* l'intestin est criblé de petits pertuis, d'où la pression fait sourdre un liquide ressemblant à du frai de grenouille.

Nous ferons remarquer que les ulcérations commencent presque toujours par la muqueuse, ne se propageant qu'ensuite aux tuniques plus superficielles.

Symptômes. — Le plus souvent, ils sont masqués par ceux de l'affection causale; cependant, on attribue aux ulcérations, certaines douleurs, par exemple, les douleurs vives de la dysenterie, avec épreintes, ténesme. La *diarrhée* est à peu près constante, enfin, le symptôme majeur, c'est l'*hémorragie intestinale,* que nous allons étudier dans un instant.

Puis, l'ulcération guérit, à moins de *complications ;* les unes sont locales; ce sont : la perforation, la péritonite, ou la fistule intestinale, qui en sont la conséquence ; d'autres tiennent à l'infection générale dont l'ulcération intestinale peut être le point de départ. Enfin, même après guérison, les ulcérations peuvent amener des accidents dus à la *sténose intestinale.* Nous aurons à en décrire les principales variétés, lorsque nous étudierons les affections susceptibles d'engendrer des ulcérations intestinales.

Pronostic. — Il est grave, en raison de ces complications.

DIAGNOSTIC. — Il est basé surtout sur l'hémorragie intestinale et l'étude des circonstances dans lesquelles elle se produit; nous renvoyons donc au 2ᵉ paragraphe de ce chapitre.

II. Perforations intestinales. — Elles résultent des progrès d'une ulcération, ou d'une *plaie pénétrante de l'intestin*. Tantôt, il s'agit d'une vaste déchirure, tantôt la perforation est minime; nous exposerons les principales variétés, en décrivant chacune des affections ulcéreuses de l'intestin.

Les perforations par *plaie intestinale* sont consécutives soit à une section complète, soit à une autre section incomplète. Lorsque la plaie est longitudinale, la perforation est peu grave; elle tend à s'oblitérer elle-même; lorsqu'elle est transversale, ses deux lèvres sont écartées par les contractions des fibres longitudinales de l'intestin; la perte de substance tend à devenir losangique, ce qui, on le conçoit, favorise singulièrement l'effusion dans le péritoine du contenu de l'intestin.

Il ne faut pas compter sur l'oblitération spontanée de la plaie, grâce au recroquevillement de la muqueuse; celui-ci est, le plus souvent, insuffisant; même dans le cas contraire, il est impuissant à empêcher l'infection du péritoine, ce qui est aisé à comprendre, étant donnée la septicité extrême de la muqueuse intestinale.

Les résultats de la perforation sont la *périto-*

nite partielle ou généralisée, que nous aurons à décrire plus loin ; lorsque deux anses intestinales sont, au préalable, accolées par des fausses membranes, il se produit une entéro-anastomose spontanée ou *fistule intestinale*, aboutissant trop souvent à la lientérie avec dénutrition rapide.

Enfin, d'autres organes peuvent venir oblitérer l'ulcération intestinale dont le fond peut être formé par le foie, le pancréas, ou l'un quelconque des organes contenus dans la cavité abdominale.

§ II. — Hémorragies intestinales.

SYMPTÔMES. — Les hémorragies intestinales, ou entérorragies, se traduisent, ordinairement, par l'expulsion du sang par l'anus. C'est là le phénomène essentiel, permettant au clinicien de faire le diagnostic. Mais il peut présenter de nombreuses variations et s'accompagner de symptômes secondaires, variables suivant la cause et l'abondance de l'hémorragie. Nous allons décrire deux types, choisis parmi les plus opposés :

1° Dans la *fièvre typhoïde*, l'hémorragie intestinale survient, d'ordinaire, au cours du deuxième ou du troisième septénaire de la maladie, c'est-à-dire, en pleine période d'état, ou lorsque le malade commençait déjà à aller mieux. Elle est souvent provoquée par un écart de régime, consistant, surtout, en un essai prématuré d'alimentation solide : brusquement, on voit le malade pâlir, la température s'abaisse rapidement de 2 ou 3 degrés, le pouls devient filiforme, puis, avec ou sans douleurs intestinales, le malade sent le besoin de déféquer; il rend, par l'anus, une grande quantité de sang presque pur, liquide, rouge sombre; cet écoulement de sang se reproduit continuellement, si bien que, rapidement, le malade se trouve dans une mare de sang. Quelquefois, l'hémorragie est foudroyante, le malade rend des flots de sang, tombe, en quelques instants, dans le collapsus, et succombe.

Parfois même les événements se sont précipités à ce point que le malade est mort avant que le sang ait eu le temps de parvenir à l'anus.

Le plus souvent, l'hémorragie est moins abondante; elle finit par s'arrêter, pour reprendre, d'ordinaire, les jours suivants, au moindre mouvement du malade, ou même, sans cause occasionnelle. Puis, l'écoulement finit par se tarir; le malade rend encore, pendant quelques jours, des selles noires, poisseuses, d'odeur infecte, agglutinées par du sang à demi caillé; d'autres fois, les matières ont l'aspect de la suie, du marc de café; c'est ce qu'on désigne sous le nom de *méléna*. Fréquemment, l'expulsion des selles méléniques s'accompagne de coliques assez intenses.

A ce degré, l'hémorragie intestinale laisse après elle une anémie profonde, augmentant encore la faiblesse du malade : mais elle peut, aussi, être beaucoup moins considérable ; il est des cas où l'hémorragie intestinale se réduit à l'expulsion de selles mélœniques ; elle peut, alors, passer inaperçue ; si on ne prend soin d'inspecter les selles des typhiques.

2° Tout autre est l'hémorragie intestinale qui survient, parfois, chez des cardiaques ou des brightiques anciens. Depuis plusieurs jours, le malade souffrait de phénomènes congestifs, bouffées de chaleur, pesanteur, bourdonnements d'oreilles, rougeur du visage, somnolence continuelle, puis, en allant à la selle, il rend une quantité généralement peu considérable de sang plus ou moins pur ; aussitôt, une sensation de bien-être vient remplacer les phénomènes congestifs.

DIAGNOSTIC. — 1° *Reconnaître l'hémorragie intestinale* est, d'ordinaire, chose facile.

Rappelons cependant que, dans certains cas, le sang est retenu dans l'intestin ; on constate, alors, les signes d'une hémorragie interne, dont on ne peut que supposer l'origine intestinale, à moins que les circonstances concomitantes ne laissent pas place au doute. On pourrait encore, dans les cas douteux, rechercher la zone mate, produite par l'accumulation du sang, en un point de l'intestin ; d'ordinaire sur le trajet du côlon.

Nous avons suffisamment décrit les divers aspects de selles mélœniques pour n'avoir plus à y revenir ; disons seulement que, dans les cas où on ne constate que du mélœna, il faut éviter de le confondre avec les *selles noires* qui peuvent s'observer dans des circonstances très différentes. Tantôt les matières fécales sont colorées en noir par la présence de certains médicaments, bismuth, ratanhia, perchlorure de fer; d'autres fois, la surcoloration est due à un excès de bile; ou bien, en cas de constipation très prononcée, les matières fécales dures ont, parfois, une couleur anormalement noire. Dans tous ces cas, il est facile de s'assurer que les matières ne contiennent pas de sang; l'eau dans laquelle on les délaie ne prend pas une teinte sanguinolente, comme dans l'hémorragie intestinale; en cas de doute, on pourrait rechercher les globules sanguins, dans les matières, ou bien s'adresser à l'une des réactions chimiques de l'hémoglobine et de ses dérivés. Toutefois, il faut bien savoir qu'en cas de constipation opiniâtre les matières peuvent être striées de sang, venant sans doute des petites érosions que provoque la migration des scybales très dures et volumineuses. Il faut également savoir que, souvent, les métrorragies ou les hématuries surviennent pendant la défécation; cette cause d'erreur est facile à éviter.

Enfin, le mélœna n'indique pas, à coup sûr, une hémorragie intestinale. En effet, le sang rendu par l'anus peut fort bien venir des voies digestives supérieures; d'une épistaxis déglutie pendant le sommeil, par exemple, ou bien chez les nourrissons qui tètent un sein atteint d'érosions saignantes, on peut trouver, dans les selles, du sang à demi digéré.

La cause d'erreur la plus importante est la *gastrorragie*. Il s'en faut, en effet, que toutes les gastrorragies s'accompagnent d'hématémèse; dans nombre de cas, le sang, en quantité médiocre, passe, tout entier, dans l'intestin, d'où il est expulsé sous forme de mélœna. Lorsque des douleurs ou des vomissements ne viennent pas attirer l'attention du côté de l'estomac, comme cela s'observe dans certains cas d'ulcère ou de cancer latents, ou surtout de gastrite survenant chez des artério-scléreux ou des hépatiques, on peut fort bien être tenté de diagnostiquer une hémorragie intestinale.

2° *L'hémorragie intestinale reconnue, peut-on préciser son siège?*

Il est facile d'éliminer les hémorragies provenant de *l'anus* et du *rectum*; le sang sort rouge, liquide, non mêlé aux matières; ce ne sont pas, à proprement parler, des hémorragies intestinales; l'inspection ou le toucher rectal permettent aisément de reconnaître le point de départ de l'hémorragie.

Les *hémorrhoïdes* donnent lieu à de petites hémorragies, survenant au moment des efforts de défécation : les malades arrosent leurs selles de leur sang : sans douleurs, le malade sent couler un peu de sang, dont l'expulsion le soulage. Il est facile de constater, à ce moment, la présence d'hémorrhoïdes turgescentes.

Mais on ne doit jamais oublier que, bien souvent, les hémorrhoïdes sont symptomatiques de quelque autre affection plus grave ; en particulier si on se trouve en présence de gens d'un certain âge, non constipés habituellement, il faut se méfier d'un cancer.

Dans le *cancer*, les hémorragies peuvent être l'un des premiers signes : d'ordinaire, il existe en même temps, un écoulement glaireux, et de la constipation : le toucher rectal montre le cancer.

Enfin, les *polypes du rectum* occasionnent fréquemment des selles muqueuses, auxquelles la présence du sang donne une teinte spéciale, *gelée de groseilles*. Une hémorragie semblable, survenant chez un jeune enfant, indique, presque à coup sûr, un polype. C'est, en effet, à peu près, la seule cause d'hémorragie intestinale chez l'enfant.

Les hémorragies de l'anus et du rectum étant mises à part, il est malaisé de préciser le siège exact de l'hémorragie ; lorsque le sang vient d'un point élevé de l'intestin, il est plus intimement mêlé aux matières, et de coloration plus noire ; d'ailleurs, cette partie du diagnostic est sans importance clinique : on doit surtout chercher à reconnaître la cause de l'hémorragie ; du même coup, on saura quel est le segment de tube intestinal qui est probablement en cause.

3° *Reconnaître la cause de l'hémorragie* est le point capital du diagnostic.

Tantôt le diagnostic s'impose; par exemple, en cas de *plaie pénétrante* ou de *contusion de l'abdomen*, l'hémorragie indique alors que l'intestin est intéressé par le traumatisme.

Il en est de même lorsque l'hémorragie survient au cours d'une *infection générale*. Nous avons pris, pour type de notre description, l'hémorragie qui survient pendant la période d'état ou de déclin de la *fièvre typhoïde*, mais cette complication peut s'observer à un stade moins avancé dès la fin du premier septénaire; elle indique alors une tendance hémorragique de la maladie, et peut s'accompagner d'autres hémorragies; son pronostic s'aggrave alors, en raison de la malignité habituelle de la forme hémorragique des maladies infectieuses.

Il nous suffira d'énumérer les hémorragies intestinales des principales autres grandes infections : on les observe dans la *forme hémorragique des fièvres éruptives*, dans certaines *pyohémies*, dans *l'ictère grave*, la *fièvre jaune*, le *choléra*, les *fièvres intermittentes*; ou encore dans le *scorbut*, l'*hémophilie*, le *purpura*.

Mentionnons plus spécialement les hémorragies intestinales de la *dysenterie*, en raison de leur aspect spécial; d'ordinaire, les selles diarrhéiques d'aspect muqueux sont légèrement teintées en rose par le sang, et prennent un aspect « lavure de boyaux »; dans le liquide, nagent des débris, parfois très étendus, d'intestin. Il est plus rare d'observer de véritables hémorragies intestinales.

Le diagnostic est moins facile, lorsque l'hémorragie est due à une *affection ulcéreuse de l'intestin*.

L'*entérite simple* suffit parfois pour provoquer de petites hémorragies intestinales (Leube) : on l'observerait, en particulier, dans le catarrhe intestinal chronique des vieillards (Grawitz), mais jamais elle n'acquiert aucune importance.

Au contraire, dans l'*entérite tuberculeuse*, les selles sont habituellement teintées de sang. Plusieurs fois par semaine, se produisent de petites hémorragies intestinales, dont la répétition incessante finit par anémier profondément le malade. Beaucoup plus rarement, l'hémorragie intestinale devient très abondante : cela s'observe surtout au cours de la tuberculose aiguë.

La fréquence de ces hémorragies, donnant aux selles un aspect habituellement mélænique, constitue une présomption sérieuse de tuberculose intestinale; dans les cas où la tuberculose intestinale est la localisation primitive, ce symptôme acquiert une grande valeur : le diagnostic est assuré lorsqu'on constate dans les selles des grumeaux de pus, dans lesquels le microscope révèle l'existence du bacille de Koch; lorsque l'entérite tuberculeuse survient chez un vieux tuberculeux, le diagnostic s'impose, par l'habitus général du sujet, et l'examen de ses poumons.

L'hémorragie intestinale peut être le premier symptôme de *l'ulcère du duodénum*. Elle survient alors quelque temps après un repas, et s'accompagne des symptômes d'une indigestion ou de coliques, parfois intenses. On doit alors rechercher les autres signes de l'ulcère : douleurs après les repas, vomissements, hématémèses; s'ils sont nets, le diagnostic d'ulcère peut s'imposer, mais la localisation reste, le plus souvent, incertaine; on pense plutôt à l'ulcère de l'estomac.

Dans le *cancer de l'intestin*, l'hémorragie peut, de même, être le premier symptôme, attirant sérieusement l'attention vers l'intestin. Elle survient, d'ordinaire, au cours d'une des débâcles diarrhéiques qui entrecoupent la constipation, habituelle chez ces malades. L'hémorragie est, d'ordinaire, peu abondante : le sang est peu intimement mélangé aux matières, parce que, le plus souvent, le cancer occupe le côlon, sinon le rectum ; les matières contiennent, en outre, des débris muco-purulents, dont l'analyse microscopique peut assurer le diagnostic, en montrant des débris cancéreux (Nothnagel).

Lorsqu'on constate une tumeur, des ganglions et que le malade est cachectique, le diagnostic est facile : c'est d'ailleurs le cas le plus habituel, l'hémorragie appartenant plutôt à la période confirmée; dans le cas contraire, la coïncidence d'une hémorragie intestinale et d'une débâcle de diarrhée muco-purulente pourrait, de prime abord, faire songer à une entérite dysentériforme. Signalons les hémorragies intestinales qui surviennent au cours de la *dégénérescence amyloïde de l'intestin*. Ce n'est là, d'ordinaire, qu'un épiphénomène, le sujet ayant, en même temps, de la dégénérescence amyloïde d'organes plus importants comme le foie ou les reins.

La *syphilis de l'intestin* a été notée comme pouvant produire des entérorragies.

Enfin, les *vers intestinaux*, principalement l'ankylostome duodénal, provoquent, des hémorragies, dont la répétition peut conduire le malade à un état susceptible de faire penser à l'anémie pernicieuse. Dans les cas douteux, la recherche des œufs dans les selles éclairera le diagnostic.

Quelquefois, l'hémorragie s'observe au cours de *maladies d'autres organes* ; chez les cardiaques, les urémiques, les cirrhotiques, enfin dans le cancer du foie. Elle peut alors être grave, voire même mortelle, d'autant plus que le malade est, en même temps, sujet à des hématémèses. Ces hémorragies peuvent être difficiles à rapporter à leur véritable cause, surtout lorsqu'elles sont dues à une cirrhose du foie, parce qu'elles appartiennent à la période préascitique, alors que le foie est, en apparence, peu modifié.

On doit rapprocher de ces hémorragies celles qui reconnaissent une *origine réflexe;* par exemple, celles qui surviennent *a frigore*, ou à l'occasion d'une dermatose, ou d'une brûlure cutanée de quelque étendue.

Il est difficile d'assigner, dans cette énumération, une place au *mélœna* des *nouveau-nés.* Il s'observe dans les deux ou trois jours qui suivent la naissance; l'enfant a des selles sanglantes, dont la répétition incessante le conduit rapidement à la prostration avec anémie, dépression des fontanelles. Ces hémorragies sont graves, d'ordinaire mortelles, lorsqu'elles se prolongent plus de 36 heures. Leur cause est mal connue; elles s'observent chez les enfants issus de mères syphilitiques, mal nourris, débilités, et surtout lorsque l'accouchement a été long et pénible, en cas de brièveté du cordon!

On les attribue soit à un état dyscrasique, soit à une infection du nouveau-né.

PRONOSTIC. — On conçoit que l'hémorragie intestinale offre une gravité fort variable, suivant sa cause et son abondance. Elle est spécialement grave au cours des pyrexies, en raison de l'état de débilitation antérieure du sujet.

C'est à tort que les anciens cliniciens ont attribué une influence salutaire aux hémorragies intestinales de la fièvre typhoïde. Bouillaud, considérant l'abaissement thermique de 2 à 3° et la sédation des phénomènes nerveux, qui suivent les hémorragies abondantes, allait même jusqu'à saigner les typhiques gravements atteints, mais on a reconnu que cette amélioration apparente n'est que passagère, l'hémorragie intestinale doit toujours être considérée comme aggravant le pronostic.

Quelquefois, l'hémorragie engendre des *complications :* elle peut être le point de départ d'une infection secondaire, fortement aidée par la putréfaction du sang dans l'intestin ; enfin, le sang coagulé et agglutinant les matières peut occasionner des phénomènes d'obstruction intestinale.

Pathogénie et anatomie pathologique. — Il est d'usage de diviser les hémorragies intestinales, suivant les lésions constatées, en *ulcéreuses* et *congestives.*

1° *Hémorragies ulcéreuses.*— Dans cette catégorie rentrent : celle de l'ulcère duodénal, du cancer de la dysenterie, de l'entérite tuberculeuse ; les hémorragies *tardives* de la fièvre typhoïde, enfin celles consécutives aux lésions cutanées ; nous étudierons les lésions dans ces différents cas, soit au chapitre consacré à l'affection causale (ulcère, cancer, entérite tuberculeuse), soit en décrivant les ulcérations intestinales.

2° *Hémorragies congestives*. — Dans cette classe rentrent les hémorragies précoces de la fièvre typhoïde, celle de la forme hémorragique des infections aiguës : celle de l'hémophilie, ou les hémorragies par stase sanguine, celle des cardiaques, des cirrhotiques.

Mais, d'ordinaire, la pathogénie et les lésions sont plus complexes. Dans les hémorragies ulcéreuses on constate, outre la rupture vasculaire, ordinairement très petite, des lésions des vaisseaux du voisinage : artérite, phlébite, embolie ou thrombose.

Dans l'entérite tuberculeuse, l'état des vaisseaux est très important. A l'autopsie de deux vieux tuberculeux morts d'hémorragie intestinale, Nothnagel n'a pas trouvé d'ulcérations, mais une dégénérescence amyloïde étendue des vaisseaux sanguins.

Dans les cirrhoses du foie, nul doute que les lésions de parois vasculaires n'aient une grande importance. On a constaté une inflammation chronique généralisée à toutes les radicules des branches d'origine de la veine porte; parfois même, des varices surtout gastriques : MM. Debove et Courtois-Suffit pensent que l'hémorragie survient à l'occasion d'un de ces changements brusques de la tension sanguine, si fréquents dans le domaine des splanchniques; le foie sclérosé ne peut plus se laisser distendre comme normalement et l'intestin supporte tout l'effort. Enfin, dans nom-

3.

bre de cas, la constipation joue le rôle d'une cir-
constance adjuvante : les matières dures et volumineuses pouvant déterminer des érosions de la
muqueuse.

A l'autopsie, l'intestin est rempli, au niveau de
la source de l'hémorragie, de sang noirâtre, demi-
coagulé; souvent, un caillot adhérent en un point
permet de trouver plus facilement la lésion causale.

TRAITEMENT. — Il faut surtout amener le repos
absolu de l'intestin, résultat qu'on obtiendra par
l'immobilité, le régime lacté, l'opium ou la morphine.

Les applications de glace sur le ventre seront
utiles pour obtenir l'immobilité.

On peut aider à l'hémostase par l'emploi des
divers hémostatiques : lavements astringents si la
lésion occupe le rectum, potions hémostatiques,
telles que le tannin (2 gr. 5o par jour dans un
julep gommeux), le ratanhia ;

On peut enfin s'adresser et souvent avec succès,
aux moyens mécaniques, application de glace sur
les bourses, grands lavages intestinaux avec de
l'eau bouillie à 45°, contenant de 7 à 10 grammes
de sel marin par litre.

II. — AFFECTIONS INFLAMMATOIRES. —
ENTÉRITES

Ce sont les inflammations aiguës ou chroniques
de l'intestin. Mais le terme d'*entérite* ne comprend que les inflammations banales, et ne s'applique pas aux inflammations spécifiques, telles
que la fièvre typhoïde, ou la dysenterie.

ÉTIOLOGIE. PATHOGÉNIE. — Les entérites sont
fréquentes, surtout chez les enfants en bas-âge et
les vieillards, principalement pendant les chaleurs
de l'été, ce qu'on a attribué à la recrudescence
des fermentations qui se produisent continuellement, soit dans l'intestin, soit dans les aliments.
Les entérites frappent surtout les débilités par une
cause quelconque, surtout par une maladie infectieuse récente : certains tempéraments y sont plus
prédisposés que d'autres.

La cause déterminante est, soit une *intoxication*, soit une *infection*.

1º Les *intoxications* peuvent venir de l'extérieur, ou de l'organisme. Les premières sont les
substances nocives de toutes sortes qui peuvent être
ingérées, alcool, sublimé, phosphore, mercure

(même en injections sous-cutanées), iodure de potassium, purgatifs, drastiques, aliments fermentés ou avariés…; les secondes sont les toxines élaborées dans l'organisme, au cours de la goutte, de l'anémie, ou encore dans les diverses infections.

2º Les *infections* semblent jouer le rôle prépondérant, mais on n'en connaît que fort mal la nature. On a rencontré dans l'intestin, au cours des entérites, divers microbes, auxquels on a attribué tour à tour, une influence pathogène;. ce sont, le coli-bacille, le streptocoque, l'entérocoque de Thiercelin ; diverses amibes, au cours des diarrhées chroniques; le bacille de Lesage, etc… Mais la plupart de ces microbes se rencontrent virulents, dans l'intestin sain ; on ne sait s'ils deviennent pathogènes par une simple augmentation de nombre, ou de virulence, sous l'influence des troubles circulatoires, nerveux, etc. — Enfin, on ne connaît pas davantage leur origine; pour les uns, ils viennent de l'intérieur et seraient introduits avec des aliments fermentés : lait, vinaigre, etc… Cela expliquerait la néfaste influence du biberon, qu'on a accusé, non sans raison, d'être le grand provocateur des entérites.

Pour d'autres auteurs, au contraire, les agents pathogènes ne seraient autres que les saprophytes normaux de l'intestin. Enfin, il est possible que les divers microbes signalés n'agissent pas isolément, mais soient surtout nuisibles par leurs associations, par symbiose.

Anatomie pathologique.—I. **Entérites aiguës.** — L'intestin apparaît, *à l'autopsie*, épaissi, congestionné, par places ; en l'ouvrant, on voit, que, le plus souvent, les lésions sont limitées, ou tout au moins dominantes, sur un segment de l'intestin ; tantôt, le jéjuno-iléon, d'autres fois, le gros intestin ; on peut même observer une entérocolite localisée, à l'anse sigmoïde, par exemple.

L'aspect de la muqueuse est variable ; elle est congestionnée, épaissie ; les follicules clos et les plaques de Peyer font une saillie notable ; lorsqu'elle est très accusée, cette saillie donne à l'intestin, un aspect spécial connu sous le nom de *psorentérie* (Andral). Ordinairement, la muqueuse est recouverte, au moins par places, d'une épaisse couche de mucus plus ou moins concrété, enfin, on constate, fréquemment, l'existence d'ulcérations cratériformes, irrégulières, d'origine inflammatoire, mais dans la genèse desquelles les *corps étrangers* ont pu jouer un certain rôle. Ces ulcérations siègent surtout au niveau des follicules lymphatiques, isolés ou agminés, cette lésion caractérise l'*entérite folliculaire*.

Histologiquement, on constate :

a) Les *lésions épithéliales.* — L'épithélium de revêtement, et celui des glandes sont ou bien desquamés par places, ou bien atteints de lésions dégénératives diverses; transformation muqueuse, dégénérescence vitreuse ; on trouve, par places, dans les glandes de Lieberkühn, de volumineux corpuscules hyalins, situés soit dans des cellules, soit dans leurs intervalles. Enfin, la couche épithéliale est envahie par de nombreuses cellules rondes, qui forment, par places, des amas dans l'intérieur des glandes.

b) Les *lésions du tissu conjonctif.* Il est atteint d'inflammation caractérisée par de l'œdème, par une congestion intense, enfin par l'accumulation de nombreux éléments embryonnaires, dans la muqueuse, ou dans la sous-muqueuse. Les lésions inflammatoires prédominent au niveau des follicules lymphatiques; elles vont parfois jusqu'à la suppuration ; souvent, on constate de petites hémorragies périfolliculaires.

Enfin, on a constaté, dans l'épaisseur des tuniques intestinales, la présence du bacillus coli et de l'entérocoque de Thiercelin.

Signalons certaines particularités d'aspect des entérites toxiques : le *phosphore*, les *cantharides* amènent la production de lésions gangréneuses. Le *sublimé* produit une congestion, et un œdème considérables, généralisés à tout l'intestin, avec des ulcérations perpendiculaires à l'axe de l'intestin à bords taillés à pic; elles occupent le gros intestin, et la terminaison de l'iléon. Histologiquement, on constate surtout (Pilliet) des amas colloïdes distendant les glandes de Lieberkühn.

Enfin, dans le *choléra infantile*, on observe, outre les lésions banales, une sécheresse de toutes les séreuses, et un épaississement du sang, comparables à ceux que l'on constate dans le choléra.

II. Entérites chroniques. — Au degré le plus léger, on constate seulement l'accumulation de mucus à la surface de l'intestin, et la transformation muqueuse d'un grand nombre de cellules épithéliales; les glandes de Lieberkühn peuvent, dans des cas plus intenses, subir, par places, la transformation kystique, grâce à des étranglements irréguliers produits par les lésions interstitielles.

Mais, dans les cas un peu intenses, les lésions prédominent au niveau du tissu conjonctif.

La *forme hypertrophique* est caractérisée par un épaississement irrégulier, surtout marqué dans le gros intestin; par places, on voit se former des végétations, de véritables *polypes intestinaux.*

La *forme atrophique* est caractérisée par l'atrophie des villosités intestinales et de la couche glandulaire; la muqueuse amincie prend un aspect lisse et blanchâtre. Cette atrophie s'observe seulement par places; l'amincissement atteindrait l'intestin grêle, de préférence.

L'entérite des brightiques est caractérisée par l'hypertrophie, la congestion de la muqueuse, et la production, surtout sur la partie terminale de l'intestin grêle, et dans le gros intestin, d'ulcérations parallèles à l'axe de l'intestin; elles peuvent amener des *perforations*, ou des *rétrécissements*, par la rétraction cicatricielle.

SYMPTÔMES. — **I. Entérites aiguës.** — On peut observer un ensemble symptomatique fort variable, suivant l'intensité de l'entérite, des phénomènes d'intoxication générale, enfin des complications. Nous décrirons surtout les entérites aiguës des enfants, en raison de leur fréquence et de leur importance.

a) Forme légère. — Les symptômes ressemblent beaucoup à ceux d'une simple indigestion. Quelques heures après un repas, l'enfant est pris de coliques intenses, puis, surviennent des vomissements abondants ; l'intolérance gastrique est complète. Les matières, vomies, d'abord alimentaires, sont ensuite formées d'un liquide glaireux, abondant ; puis, s'établit une diarrhée abondante, fétide ; les matières, liquides, contiennent une proportion considérable de mucus, et sont souvent colorées en vert par la bile, dont la réaction de Gmelin permet de reconnaître l'existence. L'examen montre du ballonnement, dont le degré est en rapport avec l'abondance des fermentations gastro-intestinales : enfin l'état général est peu atteint, la fièvre modérée. Une semblable entérite guérit rapidement.

b) Formes graves. — Tantôt, la maladie prend une allure *cholériforme*, avec selles riziformes, crampes, algidité, anurie. En 48 heures, peuvent apparaître les signes d'un collapsus intense ; cette forme aboutit fréquemment à la mort.

D'autres fois, l'entérite se localise au gros intestin, qui est douloureux au palper. Les signes sont alors ceux d'une *dysenterie* : selles très abondantes, parfois sanguinolentes, épreintes, ténesme rectal.

Enfin, on peut observer une entérite à forme *typhoïde;* les symptômes sont ceux d'un embarras gastrique fébrile; on ne sait exactement où finit l'entérite, et où commence la fièvre typhoïde.

Chez l'adulte, on observe soit une forme légère, soit une forme grave, caractérisées surtout par des phénomènes généraux ressemblant à ceux de la dothiénentérie.

Enfin, diverses *complications* peuvent, surtout chez l'enfant, venir aggraver considérablement le pronostic. La plus redoutable, et de beaucoup la plus fréquente, est la *congestion pulmonaire*, qui aboutit souvent à la mort, vers le 10e jour de la maladie. On observe aussi des symptômes pseudo-méningitiques, dus à l'intoxication; enfin, on a signalé des phlegmons et des gangrènes sous-cutanés.

II. Entérites chroniques. — *a) Entérites banales.* — Elles se traduisent surtout par de la *diarrhée chronique*, d'abondance fort variable. Tantôt les malades n'ont qu'une selle liquide par jour, d'autres fois, ils en ont jusqu'à 7 ou 8. On peut trouver dans les selles des fragments d'aliments non modifiés ; au cas où les lésions prédominent dans le gros intestin, les matières contiennent habituellement du mucus, sauf, d'après Nothnagel, dans l'entérite atrophique. On peut y trouver, en cas d'ulcération intestinale, du pus et du sang, en en abondance variable. L'état général ne tarde pas à s'altérer, surtout si la diarrhée est intense. Il se produit une véritable déshydratation de l'organisme avec amaigrissement extrême, perte des forces. Chez l'enfant, l'*athrepsie* devient bientôt très marquée ; le sujet maigrit pendant que le ventre grossit; il n'est pas rare de voir apparaître les symptômes du *rachitisme*.

Chez l'adulte, la dénutrition conduit surtout à la *tuberculose* et à la *neurasthénie*.

L'examen de l'abdomen permet de constater des signes en rapport avec la localisation de l'entérite: douleurs le long du côlon ; en cas d'entéro-colite, les coliques sont très intenses; on peut observer une douleur diffuse, à la pression. Enfin, des fermentations gazeuses abondantes provoquent l'apparition d'un *ballonnement* plus ou moins marqué.

b) Entérite des pays chauds. — Elle est fréquente, surtout en Cochinchine, où elle atteint, de préférence, les sujets non acclimatés, les anciens paludéens. Cependant, on l'observe parfois chez des gens qui n'ont jamais quitté la France. Elle débute par une diarrhée abondante, d'abord bilieuse, puis les matières prennent un aspect mucilagineux, elles sont décolorées, fétides, on y trouve diverses bactéries, des amibes, enfin l'anguillule signalée par Normand, dans les selles des dysentériques.

Puis, surviennent des troubles dyspeptiques, et, finalement, une dénutrition progressive, conduisant à la cachexie avec œdèmes périmalléolaires.

DIAGNOSTIC. — I. **Entérites aiguës**. — Elles sont aisées à reconnaître chez l'adulte, mais les difficultés augmentent chez l'enfant. Nous n'insisterons pas sur le diagnostic du *choléra infantile*, avec le *choléra asiatique*. L'*invagination intestinale* se reconnaît aux selles sanguinolentes, au ténesme, à la tumeur abdominale qu'on trouve dans la moitié des cas. La *tuberculose intestinale aiguë* ne s'accompagne pas d'algidité ; enfin, il faut savoir reconnaître les autres diarrhées infantiles. La *diarrhée blanche* est caractérisée par des selles graisseuses (ce qui tient vraisemblablement à un vice de fonctionnement du pancréas) avec amaigrissement de 20 à 40 gr. par jour. Certaines *lientéries*, avec diarrhée verte bilieuse, d'odeur fétide, éclatent brusquement, à la suite d'un écart de régime ; elles peuvent devenir chroniques ; on les reconnaît à l'absence de troubles gastriques, et à l'apyrexie qui les accompagne ; les *diarrhées a frigore*, celles qui sont parfois attribuées à la *dentition*, ne durent pas longtemps ; la *diarrhée de sevrage* est due à ce que l'intestin ne peut encore digérer autre chose que le lait ; c'est une diarrhée jaune et verte, quelquefois grise ; elle peut s'accompagner d'hépatomégalie. Le ventre, tympanisé, est douloureux à la pression ; on peut observer une ascension thermique à 40°.

II. Entérites chroniques. — L'absence de sang et de débris de muqueuse intestinale dans les selles fera éliminer la dysenterie.

La principale cause d'erreur c'est la *tuberculose intestinale :* on peut d'autant mieux la confondre avec une entérite banale que les entérites chroniques sont loin d'être rares chez les tuberculeux. Dans les cas douteux, le diagnostic sera éclairé par l'examen des selles, qui contiennent, en cas de tuberculose, des grumeaux de pus caséeux dans lesquels on peut constater la présence du B. de Koch.

Signalons, en terminant, une autre cause d'erreur. La diarrhée chronique peut conduire à la neurasthénie; on peut donc hésiter entre une entérite chronique, et les *diarrhées nerveuses,* qui peuvent être chroniques chez les neurasthéniques; l'erreur est d'autant plus facile à commettre que, même dans l'entérite chronique, les émotions amènent, souvent, une recrudescence de la diarrhée.

Traitement. — 1. **Entérites aiguës.** — Le gros

danger vient, non pas de la diarrhée elle-même, mais de l'intoxication générale. C'est elle qu'il faudra surtout s'efforcer de combattre.

Tout d'abord, un grand nombre d'entérites étant d'origine alimentaire, il faut, dans les cas légers, commencer par instituer un régime alimentaire sévère ; cela suffira dans nombre de cas. On peut alors modérer la diarrhée par l'emploi de la craie, du bismuth, de l'eau albumineuse, des opiacés.

Dans les cas graves, M. Mathieu conseille la *diète hydrique absolue;* c'est le meilleur moyen d'enrayer les fermentations gastro-intestinales. Les enfants, dit-il, maigrissent et s'affaiblissent, mais ils guérissent. Les constipants ont l'inconvénient d'enfermer dans l'intestin les matières fermentées, aussi vaut-il mieux, dans certains cas, en obtenir l'évacuation par un purgatif salin, employé avec prudence, pour ne pas augmenter l'inflammation intestinale. Dans les cas intenses, on préviendra la déshydratation excessive, par des injections sous-cutanées de sérum physiologique.

II. **Entérites chroniques.** — Le régime doit, encore ici, tenir la première place; on prescrit du lait, parfois exclusivement, sinon les aliments devront être choisis parmi ceux qui sont très nutritifs, sous un petit volume, et ne sont pas nuisibles pour l'intestin : on proscrira absolument l'usage du vin, surtout du vin rouge.

Il est bien illusoire de prétendre combattre l'entérite, par un essai d'*antisepsie intestinale*. On a préconisé, dans ce but, le salol, le calomel, l'acide lactique; M. Bouchard prescrit :

    Naphtol B.......................... 15 gr.
    Salicylate de bismuth............... 150 —

pour 30 paquets. En prendre de 5 à 12 par jour, suivant l'intensité de l'entérite, le terrain, l'âge, etc.

Les lavements d'eau boriquée, de permanganate de potasse au millième, ou à 1 p. 500, n'agissent que dans les rectites, ou les entéro-colites.

On en est donc réduit, le plus souvent, à traiter la diarrhée par les constipants : craie, bismuth, talc (30 ou 40 gr. par jour. — Debove), les opiacés, employés de temps en temps.

Enfin, dans certains cas, les eaux minérales de Pougues, Vichy, et surtout Carlsbad, donnent d'excellents résultats. Les eaux de Plombières, employées en 2 douches rectales ascendantes, sont d'un grand secours contre certaines entéro-colites chroniques.

CHAPITRE PREMIER

TUBERCULOSE INTESTINALE

C'est, de toutes les entérites chroniques, la plus fréquente de beaucoup. Elle représente également la localisation la plus habituelle du bacille de Koch après la localisation pulmonaire.

Symptômes. — I. **Forme commune.** — Dans sa forme commune, la tuberculose intestinale se reconnaît à trois grands caractères :

1º Sa *marche lente*, caractérisée par une cachexie lentement progressive, présentant une résistance remarquable aux divers moyens thérapeutiques ;

2º Sa *tendance aux ulcérations*, d'où l'apparition de diarrhée chronique, avec, souvent, des hémorragies, et même des perforations intestinales ; enfin, c'est aux ulcérations que l'on a rapporté, jusqu'en ces dernières années, les symptômes, parfois observés, de rétrécissement intestinal, pouvant aller jusqu'à l'occlusion ;

3° Enfin, *sa localisation iléo-cæcale*, d'où prédominance des douleurs, et constatation d'une tuméfaction dans la fosse iliaque droite.

Le malade accuse, surtout au début, une *diarrhée*, qui, rapidement, attire l'attention, et se distingue des autres diarrhées, par sa chronicité tenace, et sa régularité.

La *fréquence des selles* varie suivant l'intensité des lésions; on peut n'observer qu'une selle tous les jours, ou même tous les deux jours ; mais toujours les matières sont liquides; c'est là le fait important. Vers la fin, la diarrhée devient considérable, les évacuations continuelles.

En outre, lorsque survient le besoin d'aller à la selle, il est, d'ordinaire, tellement intense que les malades sont obligés de le satisfaire immédiatement, sous peine d'évacuations involontaires, ce qui se produit vers la fin de la maladie, à cause de l'état adynamique du sujet à cette période.

Souvent, la diarrhée est augmentée par les repas; elle dégénère alors en véritable *lientérie*.

Les matières rendues, d'abord demi-solides, puis muqueuses, prennent bientôt un aspect spécial ; c'est un liquide aqueux, sale, grisâtre, contenant de nombreux grumeaux, constitués par des amas de caséum tuberculeux gros comme un pois. Dans ces grumeaux, l'examen microscopique révèle de nombreux bacilles. Fréquemment, les matières présentent une fétidité horrible, gangreneuse. Parfois, enfin, en cas de lésions du gros intestin, on y trouve des débris plus ou moins étendus de muqueuse altérée.

Souvent, se produisent de petites *hémorragies* donnant aux matières un aspect mélénique : l'examen histologique révèle alors la présence, dans le liquide, d'hématies très altérées. Cet aspect est presque continuel, les hémorragies se reproduisant presque quotidiennement. Rarement, on observe de grandes hémorragies.

A la diarrhée se joint, mais pas toujours, de la *douleur*, dont les caractères sont fort variables. Au début, lors des débâcles diarrhéiques, le malade éprouve quelques coliques ; plus tard, il accuse des douleurs vagues sur le trajet du côlon ; la pression du gros intestin, surtout dans la fosse iliaque droite, réveille la douleur, qui se produit principalement, lorsqu'on vient à enlever brusquement la main, après avoir lentement déprimé la paroi abdominale. Parfois, existe une véritable hyperesthésie cutanée. Le *palper* ne donne que peu de renseignements ; le ventre est souple, souvent tympanisé ; rarement, on sent une tumeur, sauf le cas de tuberculose massive des ganglions mésentériques ; dans la fosse iliaque droite, peut exister une tuméfaction, souvent vague.

Enfin, l'*état général* s'altère rapidement. Le sujet maigrit de plus en plus, épuisé par la diarrhée et par les hémorragies incessantes, et se cachectise. Sa peau devient sèche, terreuse. Guéneau de Mussy a signalé l'apparition de taches pigmentaires irrégulières, occupant, de préférence, les mains et la face : on tend à les attribuer à la compression du plexus solaire par les ganglions mésentériques.

Telle est la forme commune.

II. **Formes anormales**. — Nous décrirons : *a*) les principales variétés symptomatiques ; *b*) la tuberculose intestinale des enfants.

a) *Variations des symptômes*. — Elles permettent de distinguer :

1° *Forme latente*. — C'est celle des tuberculeux pulmonaires à la dernière période ; elle comprend nombre de « diarrhées des tuberculeux ».

2° *Forme dysentériforme*. — Elle est rare, et correspond à la tuberculisation de l'S iliaque et du rectum. Laveran en cite un cas typique, dans lequel la mort fut amenée, en deux mois, par une diarrhée tenace, avec un léger ballonnement du ventre, qui était un peu douloureux, principalement dans les fosses iliaques. Les selles étaient liquides, ordinairement noires. Anatomiquement, les lésions étaient absolument comparables à celles de la dysenterie.

3° *Typhlite tuberculeuse*. — Elle présente des accalmies plus ou moins longues et des rechutes désespérantes, puis elle se termine par une perforation, aboutissant d'ordinaire à la formation d'un phlegmon iliaque, avec fistule intarissable. Dans cette forme, la douleur se localise dans la fosse iliaque droite ; on trouve, au palper, une grosseur allongée en boudin, correspondant au cæcum.

4° *Forme coprostatique*. — Exceptionnelle, elle est caractérisée par une constipation qui fait penser à l'obstruction intestinale. Cette forme est généralement due à une variété spéciale de lésions : le rectum et le reste du gros intestin présentent une série de retrécissements, dus à une tuberculose fibreuse de la sous-muqueuse ; c'est ce qu'on a appelé le *lupus intestinal*. Mais la constipation est parfaitement compatible avec les lésions de la forme commune. M. Rendu en a observé un cas, dans lequel, à l'autopsie, on trouva l'intestin criblé d'ulcérations.

b) Tuberculose intestinale des enfants, plus ou moins associée à celle des *ganglions mésentériques* ou *carreau*. — Elle est intéressante, surtout parce qu'elle est, le plus souvent, primitive, tandis que, chez l'adulte, elle succède, ordinairement, à la tuberculose pulmonaire. L'indolence peut être absolue : le ventre se ballonne ; les ganglions mésentériques sont hypertrophiés, formant une tumeur profonde, malaisée à sentir ; ils peuvent exercer des compressions surtout sur les grosses veines : la compression de la veine cave inférieure amène l'œdème des membres inférieurs et la dilatation des veines sous-cutanées de l'abdomen ; celle de la veine-porte produit de l'ascite.

On a signalé la conservation de l'appétit, voire même de la boulimie.

La mort n'est pas fatale. On a même observé la guérison sans rétrécissement consécutif de l'intestin.

Evolution et Pronostic. — C'est à tort que Pidoux enseignait que la tuberculose intestinale peut enrayer la tuberculose pulmonaire : en réalité, on voit souvent la diarrhée alterner, chez les tuberculeux, avec les sueurs profuses, d'où la dénomination de « sueurs intestinales » qui lui a été donnée ; peut-être, même, pourrait-on dire que la tuberculose intestinale est susceptible de diminuer l'expectoration, et de favoriser la résorption de certains épanchements pleuraux, mais c'est tout : loin d'enrayer les autres tuberculoses, elle leur apporte une aide, en affaiblissant encore l'organisme, et en gênant l'administration des médicaments ; elle peut enfin se compliquer d'hémorragies considérables, de perforations, aboutissant à un phlegmon stercoral ; on peut observer la tuberculisation du foie, du rein, leur dégénérescence amyloïde ; enfin la gastrite accompagne d'ordinaire l'entérite.

La mort est donc presque la règle ; on a même signalé des *cas aigus*.

Le pronostic serait un peu meilleur chez les enfants, et dans la forme coprostatique, due ordinairement à une tuberculose sténosante qui tend naturellement à la guérison ; la sténose est, d'ailleurs, justiciable d'une intervention chirurgicale.

DIAGNOSTIC. — Chez l'adulte, la forme commune est facile à reconnaître, grâce à la diarrhée, dont la ténacité éliminé les autres diarrhées ; la constatation de selles noires, et de grumeaux contenant des bacilles, lèvera tous les doutes. Ces caractères ne se retrouveront pas dans la diarrhée par entérite banale des tuberculeux qui, d'après M. Barié, serait plus fréquente chez les vieillards que la tuberculose intestinale.

Nous n'insisterons pas sur le diagnostic de la dysenterie chronique, non plus que sur les erreurs que l'on peut commettre, en présence de l'une des formes anormales, à cause de leur fréquence peu considérable.

ANATOMIE PATHOLOGIQUE. — Les lésions qui peuvent occuper toute la longueur de l'intestin prédominent au niveau de l'iléon et du cœcum.

1º L'*intestin grêle* est, généralement, atrophié, diminué de longueur ; le péritoine qui le recouvre est légèrement congestionné, dépoli.

A la coupe, on constate le ramollissement de la muqueuse, qui souvent est atteinte de *psorentérie* (Andral).Souvent,des taches ecchymotiques annoncent les endroits malades. Partout ailleurs, on trouve les lésions de l'entérite chronique banale.

L'aspect des tubercules varie suivant qu'il s'a-

4.

git de la *granulie intestinale*, ou de l'*entérite tuberculeuse chronique*, que nous avons seule décrite, jusqu'à présent. En cas de granulie, on voit une abondante éruption de tubercules miliaires, tant sur la muqueuse que sur les autres tuniques de l'intestin ; ils sont répartis autour des vaisseaux ; ce qui indique bien l'infection sanguine dont ils ne sont qu'une épisode.

Dans l'entérite tuberculeuse, on observe, sur le bord libre de l'intestin grêle, de nombreuses granulations grises ou jaunes ; rarement de gros tubercules caséifiés, à cause de la formation rapide d'ulcérations, dont l'aspect varie suivant qu'elles proviennent de tubercules occupant un point quelconque de la muqueuse, ou bien qu'elles résultent de la *tuberculisation des plaques de Peyer*, qui toujours sont envahies en masse et *de façon précoce.*

Les ulcérations produites par les tubercules de la muqueuse sont, d'abord, de petites érosions isolées, qui deviennent ensuite confluentes, et forment de vastes ulcérations ayant tendance à se disposer *suivant le sens des vaisseaux sanguins,* c'est-à-dire entourant d'anneaux, plus ou moins complets, la circonférence de l'intestin : elles sont irrégulières, à bords polycycliques, décollés, autour desquels on trouve de nombreux tubercules à diverses phases de leur développement. Le fond, grisâtre, inégal, mamelonné, est formé par la musculaire.

Les ulcérations des plaques de Peyer se reconnaissent à leur direction parallèle à l'axe de l'intestin, comme les plaques de Peyer, dont elles ont la forme et les dimensions.

Ce sont surtout ces dernières, qui donnent lieu aux hémorragies et aux perforations. Ces dernières amènent rarement une péritonite généralisée, parce qu'elles sont précédées de péritonite adhésive ; il se fait un abcès froid péri-intestinal, rapidement infecté par les germes contenus dans l'intestin.

Enfin, on constate, parfois, l'existence de *rétrécissements*, généralement multiples : dans le cas, partout cité, de M. Darier, on en comptait 8 superposés. On a reconnu que ces rétrécissements sont dus, moins à la cicatrisation des ulcérations qu'à une tuberculose sous-muqueuse, à marche spécialement lente, tendant à la fibrose ; c'est un véritable « lupus intestinal », pour employer l'expression devenue classique.

2º Le *cœcum* peut être surtout envahi, dans les cas de typhlite tuberculeuse. On se trouve en présence de lésions chroniques, aboutissant à un véritable phlegmon disséquant, avec destruction plus ou moins complète de la valvule de Bauhin. Il en résulte de fréquentes ulcérations, qui aboutissent à la perforation, avec pérityphlite tuberculeuse. Aussi, le cœcum forme-t-il une véritable tumeur, d'autant plus que ses parois sont épaissies, infiltrées. Lorsque les ulcérations ne sont pas trop étendues, on observe même une forme scléreuse, hypertrophique, aboutissant à l'obstruction intesti nale, par induration du cœcum et de la valvule iléo-cœcale, devenue rigide, inextensible.

Nous renvoyons, pour ce qui concerne la tuberculose du rectum, au chapitre consacré à l'étude de cette affection.

ÉTIOLOGIE ET PATHOGÉNIE. — Nous ne reviendrons pas sur la tuberculisation, par *voie sanguine* évidente, comme nous l'avons dit, en cas de granulie intestinale ; ce n'est, alors, qu'un épisode d'une tuberculose aiguë généralisée.

L'entérite tuberculeuse chronique est une *tuberculose locale*, d'origine digestive ; on a pu surprendre, dans des expériences sur les animaux, le passage des bacilles à travers l'épithélium, et leur localisation dans le tissu conjonctif des villosités, ou du chorion interglandulaire, ou encore dans le système lymphatique de l'intestin.

Il est, dès lors, évident qu'il s'agit d'une tuberculisation *ab ingestis :* elle peut s'effectuer de deux façons :

1º Le plus souvent, *chez l'adulte,* la tuberculose intestinale survient au cours d'une tuberculose avancée des voies respiratoires ; elle est alors imputable à la déglutition de sécrétions bacillifères ;

2º Mais, quelquefois, l'entérite tuberculeuse représente la première localisation de la bacillose, dans l'organisme. Il faut bien, alors, admettre une origine alimentaire. C'est, en particulier, le mode d'infection habituel, chez les enfants, au-dessous de 2 ans, étant donnée l'extrême rareté de la tuberculose pulmonaire ulcéreuse, pendant la première enfance (Marfan).

Le principal danger vient du *lait de vache;* une vache sur dix prises au hasard est tuberculeuse ; cette proportion est infiniment plus forte dans les vacheries des villes, où le lait est bacillifère, dans plus du tiers des cas. Or, il est démontré que le lait des vaches tuberculeuses peut donner la tuberculose, *alors même qu'il n'existe aucune lésion mammaire:* lorsque l'animal a encore bonne apparence ; Michel conclut de ses expériences que, *même en l'absence de bacille, le lait peut contenir les toxines sécrétées par le Bacille de Koch.*

Aussi, doit-on s'étonner de voir que la tuberculose intestinale n'est pas encore plus fréquente ; cela est peut-être dû, comme on l'a dit, au mélange ordinaire du lait provenant de plusieurs vaches, ce qui atténuerait ses propriétés nocives ; cette hypothèse semble confirmée par la constatations de petites épidémies de tuberculose intestinale, chez les clients d'une même vacherie, usant de lait venant toujours des mêmes animaux.

La *viande des animaux tuberculeux* semble, au contraire, beaucoup moins dangereuse que le lait : elle ne le deviendrait qu'en cas de tuberculisation musculaire généralisée, état dans lequel la viande n'est généralement pas livrée à la consommation.

Signalons, en terminant, l'infection possible, par tous les aliments souillés par des produits tuberculeux, légumes, sang employé pour clarifier le vin, etc...

Enfin, reste à dire pourquoi la tuberculose des voies digestives se localise sur l'intestin, avec une telle prédilection ? L'intestin représente la partie la plus longue du tube digestif ; on a mis en avant le long séjour des aliments dans sa cavité, l'alcalinité (actuellement mise en doute) du suc intestinal ; peut-être, aussi, faut-il tenir compte de ce fait, que les bacilles ne sont mis en liberté que dans l'intestin, par digestion des matières albuminoïdes qui leur servaient de véhicule, et les isolaient, dans une certaine mesure, des liquides de l'organisme.

TRAITEMENT. — Il doit être, avant tout, prophylactique. On doit combattre la tuberculisation *ab ingestis*, par des mesures d'hygiène (visite des animaux des abattoirs et surtout des vacheries, stérilisation des aliments). En pratique, il faut surtout s'adresser à la chaleur : n'user que de lait bouilli, faire cuire soigneusement les viandes suspectes (les bacilles sont détruits à 80°).

Une fois la tuberculose intestinale déclarée, on

s'efforcera de tonifier le sujet, qui sera traité comme un tuberculeux, par le repos, et la suralimentation. On doit essayer de modérer la diarrhée; entre tous les moyens conseillés dans ce but, nous recommandons surtout l'emploi du képhir, du talc (100 à 200 grammes par jour dans du lait, Debove), de la craie, du bismuth, enfin, de la *tannalbine* qui est susceptible d'enrayer même les diarrhées rebelles à d'autres traitements.

En cas d'accidents d'obstruction chronique, on sera tenté de traiter chirurgicalement les sténoses, mais il faut se rappeler que celles-ci sont, souvent, multiples, et peuvent être accompagnées de lésions ulcéreuses, en pleine activité.

CHAPITRE II

CANCER DE L'INTESTIN

Le plus souvent, il se localise au rectum. Nous décrirons à part cette localisation : pour le moment, nous nous bornerons à étudier les autres cancers intestinaux.

Abstraction faite du rectum, le cancer intestinal atteint surtout le *côlon pelvien*, ou le *cæcum ;* une fois sur 20 seulement, il atteint l'*intestin grêle*, se localisant au duodénum, ou sur l'iléon. On ne connaît pas d'exemple de cancer du jéjunum.

Le cancer intestinal peut être consécutif à un autre néoplasme, envahissant secondairement l'intestin, par contiguité, ou, plus rarement, par généralisation à distance.

ANATOMIE PATHOLOGIQUE. — Le cancer intestinal présente une similitude presque complète avec l'épithélioma cylindrique du rectum, à l'étude duquel nous renvoyons. Notons, cependant, que tous les cancers intestinaux ont une grande tendance à devenir *annulaires :* fréquemment on observe leur *dégénérescence colloïde.*

Nous indiquerons les caractères particuliers aux principales localisations.

I. Cancer du duodénum. — Il affecte le même siège que l'ulcère ; ses symptômes sont ceux du cancer de l'estomac : il cause une sténose sous-pylorique, malaisée à reconnaître d'avec la sténose pylorique vraie.

La variété la plus intéressante est le *cancer* de *l'ampoule de Vater*, qui peut naître aux dépens du canal cholédoque, du canal de Wirsung ou de l'intestin. Il forme une tumeur ou un anneau amenant une sténose, ordinairement incomplète, des canaux cholédoque et pancréatique, avec ictère sujet à de grandes variations.

II. Cancer de l'iléon. — Il occupe la partie terminale de l'intestin grêle, et n'est intéressant que par l'envahissement de la valvule iléo-cæcale, qui se trouve transformée en un bloc épais de tissu dur, rigide, inextensible, ce qui conduit rapidement à l'obstruction intestinale.

III. Cancer du cæcum et de l'appendice. — Il a été, pendant longtemps, confondu avec une forme fibreuse de la tuberculose iléo-cæcale ; le diagnostic en est malaisé, même, histologiquement, les symptômes sont identiques à ceux de la tuberculose iléo-cæcale. Le fait dominant, c'est l'obstruction engendrée par l'envahissement à plus ou moins longue échéance de la valvule iléo-cæcale, que le néoplasme débute par l'appendice ou par le cæcum.

IV. Cancer du côlon pelvien. — L'attention est attirée, tantôt par la cachexie et l'altération profonde de l'état général, d'autres fois, par des signes locaux, douleurs, troubles de la défécation.

Les *douleurs* sont variables. Tantôt il s'agit d'un endolorissement sourd, continu, attribuable au néoplasme, et plus marqué en cas de poussées de péritonite localisée ; d'autres fois, les malades éprouvent des douleurs névralgiques, dues à l'irritation, ou à l'envahissement des nerfs du voisinage ; enfin, de temps en temps, surviennent des crises de coliques fort pénibles, parfois accompagnées de vomissements. Elles sont dues aux contractions péristaltiques de l'intestin, luttant contre l'obstacle : il n'est pas rare de constater *de visu* ces contractions.

Les *troubles de la défécation* consistent, habituellement, en une constipation opiniâtre, avec, de temps en temps, des périodes d'obstruction véritable, durant un temps variable, et se terminant par débâcle. Cependant, dans un certain nombre de cas, existe une diarrhée, qui, parfois, devient, surtout au début de la maladie, très abondante et tenace (Quénu). Il faut se méfier de cette diarrhée ; le plus souvent, c'est une fausse diarrhée, due aux écoulements abondants qu'engendre la colite concomitante ; au milieu des selles semi-liquides, on trouve des fragments de matières dures, ovillées.

Enfin, souvent, on constate dans les selles une certaine quantité de mucus strié de sang ; rarement on observe de véritables hémorragies : exceptionnellement, on trouve, dans les excréta, des débris cancéreux, dont l'analyse histologique montre aisément la nature.

Tels sont les signes fonctionnels : ils peuvent faire soupçonner le cancer et la sténose du côlon, mais, seule, la constatation d'une *tumeur* permet d'affirmer le diagnostic. Or, la tumeur manque souvent, soit en raison de son faible volume, soit parce qu'elle est masquée par le météorisme et l'accumulation des matières fécales, dans le segment sus-jacent de l'intestin.

DIAGNOSTIC. — Au point de vue du diagnostic et de l'intervention, M. Quénu distingue trois variétés du cancer du côlon pelvien :

1° **Cancer recto-sigmoïde.** — Il se comporte cliniquement comme un cancer du rectum, le néoplasme est senti, non par le palper abdominal, mais par le toucher rectal, surtout lorsqu'on déprime fortement l'hypogastre. D'ailleurs, le néoplasme tend à s'abaisser en invaginant l'intestin ;

2° **Cancer moyen ou sigmoïde.** — Il occupe l'anse Oméga, c'est-à-dire la partie mobile du côlon pelvien. La tumeur occupe une situation des plus variables; elle peut être pelvienne, iliaque droite, vésicale, abdominale, latéro-utérine. De plus, elle échappe à la palpation, en raison de sa mobilité, de sa situation enfin, parce que le cancer survient, souvent, chez des sujets obèses. Souvent, dit M. Quénu, le diagnostic n'est fait que par la laparotomie.

3° Cancer supérieur ou iléo-pelvien. — Il donne lieu à une tumeur, perceptible par le palper dans le flanc gauche. Elle est douloureuse à la pression. Son volume varie de celui d'une noix à celui d'une orange, quelquefois plus, elle est lisse ou bosselée, irrégulière, mal limitée, mobile, à moins que des adhérences péritonéales ne viennent l'immobiliser. On pourrait la confondre avec un cancer d'un autre segment de l'intestin, du côlon transverse, de l'intestin grêle; l'erreur n'a pas grande importance; mais elle peut être également simulée par un cancer du rein, de l'épiploon ou, ce qui est plus grave, par une tumeur non cancéreuse ; rein, rate, ptoses, etc... Enfin, on pourrait prendre pour une tumeur cancéreuse la simple accumulation de matières fécales, surtout lorsque l'intestin est contracturé et douloureux, comme cela s'observe dans la colite muco-membraneuse. Il est alors nécessaire de répéter l'examen plusieurs fois à des jours différents; la tumeur cancéreuse est sujette à de grandes variations dues au degré de distension de l'intestin par les matières fécales; mais elle ne disparaît pas complètement, du jour au lendemain, comme la pseudo-tumeur de la colite.

Enfin il ne faut jamais négliger de rechercher les adénopathies ; en particulier, l'adénopathie sus-claviculaire gauche.

Le tableau symptomatique peut être déformé par des complications inflammatoires : adhérences, poussées de péritonite chronique, suppurations localisées, fistules, qui viennent souvent aggraver le pronostic, et hâter la terminaison fatale.

TRAITEMENT. — Il est surtout chirurgical ; le traitement médical, analogue à celui qu'on peut opposer au cancer du rectum, étant uniquement palliatif. Malheureusement, l'extirpation est sou-souvent malaisée, à cause de la difficulté qu'on éprouve à réunir les deux bouts de l'intestin après résection de la portion malade. Aussi est-on sou-vent obligé de pallier simplement aux phénomè-nes d'obstruction intestinale, par l'anus iliaque.

CHAPITRE III

SYPHILIS DE L'INTESTIN

La syphilis intestinale est encore très mal connue; elle peut être héréditaire, les lésions apparaissant à partir du 7e mois, ou acquise; elle appartient alors à la période tertiaire.

SYMPTÔMES. — La syphilis héréditaire se traduit par des gommes, ou des infiltrations diffuses, périvasculaires, occupant le jéjunum et l'iléon. Les lésions se traduisent cliniquement par une diarrhée tenace, qui ne cède qu'au traitement spécifique, et par des hémorragies intestinales.

Pour ce qui concerne la syphilis acquise, il est encore plus difficile de donner une description précise, parce que la syphilis appelle la tuberculose, la dégénérescence amyloïde, la sclérose. Cependant, on sait que la syphilis peut donner lieu, pendant sa période tertiaire, à des ulcérations qui atteignent surtout la dernière partie de l'iléon. Le seul symptôme semble être la diarrhée.

TRAITEMENT. — Elle cède au traitement spécifique, et demeure absolument rebelle aux autres traitements.

CHAPITRE IV

ULCÈRE DU DUODÉNUM

L'ulcère du duodénum étant identique, par beaucoup de points, à l'ulcère de l'estomac, nous nous bornerons à en exposer les différences, renvoyant pour le reste à l'*Aide-Mémoire des Maladies de l'Estomac*.

Étiologie. — 15 fois moins fréquent que l'ulcère de l'estomac, il s'observe, comme lui, à tout âge, avec maximum de 20 à 40 ans. Il serait plus fréquemment observé dans l'enfance que l'ulcère de l'estomac. On peut invoquer ici les mêmes causes prédisposantes que pour l'ulcère de l'estomac.

Symptômes. — Souvent, il demeure *latent* pendant une longue période et peut se révéler brusquement par une hémorragie ou une péritonite.

Habituellement, il s'annonce par des symptômes très analogues à ceux de l'ulcère gastrique.

L'attention est ordinairement attirée par des *douleurs*, d'allures beaucoup plus variables, que celles de l'ulcère gastrique. En effet, non seulement elles varient d'un malade à l'autre, mais encore elles changent d'un jour à l'autre, chez le même sujet. Tantôt c'est une simple pesanteur, après les repas ; d'autres fois, de véritables crises douloureuses. Celles-ci se produisent plutôt trois ou quatre heures après les repas, comme celles de l'hyperchlorhydrie ; elles sont peu influencées par la qualité des ingesta, contrairement aux douleurs de l'ulcère gastrique.

Le malade accuse une douleur tantôt aiguë, lancinante, tantôt sourde, contusive, exaspérée par les mouvements, la pression. Cependant, on voit parfois les malades chercher un soulagement dans une énergique compression de l'abdomen. L'intensité est comparable à celle des douleurs de l'ulcus gastrique ; souvent, la douleur est atroce, arrachant des cris, presque syncopale.

Le siège de cette douleur est souvent indécis ; les malades se plaignent de tout le ventre, ou au moins de toute la partie supérieure ; d'autres fois, elle siège dans l'hypocondre droit, à l'épigastre et peut irradier vers les épaules. Elle peut présenter le point spinal et le caractère transfixiant « en broche » de la douleur de l'ulcère gastrique. Le palper permet de la localiser (Bucquoy), en un point correspondant au bord externe du muscle droit, immédiatement au-dessous du foie, c'est-à-dire en un point correspondant aux premières portions du duodénum.

L'hémorragie intestinale n'apparaît que dans un tiers des cas. Elle survient 3 ou 4 heures après

les repas. Souvent elle est considérable : brusquement, les malades pâlissent et présentent les symptômes généraux qui accompagnent les grandes
hémorragies internes ; le sang est, parfois, en si
grande abondance qu'il arrive rutilant à l'anus.

D'autres fois, l'hémorragie est discrète, et se traduit simplement par du mélœna. Enfin, il faut
bien savoir qu'on peut observer des vomissements
ayant tous les caractères de ceux qui peuvent survenir dans l'ulcère de l'estomac, avec ou sans sténose. En effet, les malades sont des hyperchlorhy-
driques, et, d'autre part, l'ulcère du duodénum, ordinairement juxta-pylorique, peut amener la production d'une sténose sous-pylorique, avec dilatation du pylore. Cela explique la grande analogie
qui existe, parfois, entre les deux variétés d'ulcères ;
l'hémorragie peut même donner lieu à une *hématémèse*, qui viendra accentuer encore les ressem-
blances déjà si grandes.

Il est exceptionnel de constater au palper l'existence d'une tumeur ; celle-ci n'existe que s'il y a
périduodénite chronique ; alors, c'est un empâtement diffus, plutôt qu'une tumeur vraie.

ÉVOLUTION ET ACCIDENTS. — Il est impossible
de fixer, même approximativement, la durée et la
marche habituelle de l'ulcère, en raison de la phase
latente et des variations individuelles. On sait
que les symptômes apparaissent par crises, séparées par des rémissions plus ou moins longues et

plus ou moins complètes; ils peuvent se répéter pendant une dizaine d'années. Leur disparition ne doit pas faire affirmer la guérison, qui est seulement probable.

Les accidents sont ceux de l'ulcère de l'estomac : perforation et ses conséquences, sténose, transformation en cancer. Signalons la possibilité de fistules pancréatico-duodénales, et d'ictère, dûs soit à l'infection des voies biliaires, soit à la sténose inflammatoire ou cicatricielle, de l'ampoule de Vater.

Pronostic. -- Il est, d'une manière générale, plus grave que celui de l'ulcère gastrique, en raison de la fréquence, relativement plus grande, des accidents, et de la possibilité d'obstacle à l'excrétion de la bile et du suc pancréatique.

Diagnostic. — Il peut exposer aux mêmes erreurs que l'ulcère de l'estomac; on peut confondre les douleurs avec les crises d'entéralgie, les coliques de plomb, les coliques hépatiques ou néphrétiques, l'appendicite, l'étranglement interne, etc.

Nous avons suffisamment exposé les nuances qui différencient les symptômes de ceux de l'ulcère de l'estomac. Mais le mot *nuances* montre que nous ne connaissons pas encore de critérium certain. Bien souvent, le diagnostic n'est fait qu'à l'autopsie. Pendant la vie, on avait pensé à l'ulcère gastrique.

ANATOMIE PATHOLOGIQUE. — L'ulcère, ordinairement unique, occupe presque toujours la première portion du duodénum. Il est tout à fait exceptionnel au-dessous de l'ampoule de Vater. Ordinairement, il occupe la paroi antérieur du duodénum.

Son aspect est identique à celui de l'estomac. C'est ordinairement un petit ulcère arrondi, à bords taillés à pic, à fond nettement détergé ; quelquefois, il s'agit d'une vaste perte de substance ; la plus grande qu'on ait observée, atteignait 35 mm. de diamètre.

La perforation est bien plus fréquente que dans l'ulcère de l'estomac ; on l'observe deux fois sur trois. Tantôt, l'ulcère atteint le pancréas, la vésicule biliaire, ou même le foie ; d'autres fois, les désordres sont limités par des adhérences protectrices ; enfin, souvent, éclate une péritonite généralisée ou partielle. Celle-ci aboutit à une suppuration localisée, qui s'ouvre soit à l'ombilic, soit entre les 7e et 8e côtes ; enfin, on peut observer des fusées purulentes en divers sens, notamment, le pyopneumothorax sous-phrénique. Ces abcès peuvent être d'un diagnostic étiologique délicat.

Enfin, la cicatrisation est plus rare que pour l'ulcère gastrique. Elle peut amener la sténose sous pylorique, avec rétrécissement de l'ampoule de Vater, et dilatation des canaux cholédoque et pancréatique.

Histologiquement, on a constaté des lésions

inflammatoires chroniques du duodénum avec, dans le voisinage de l'ulcus, des phlébites et thromboses. Dans l'estomac, on constate, fréquemment, des lésions de gastrite hyperpeptique, et des ulcères cicatrisés, ou en activité.

PATHOGÉNIE. — On a invoqué toutes les théories mises en avant à propos de l'ulcère de l'estomac; troubles circulatoires, embolies ou thrombose, défaut d'alcalinité du sang, auto-digestion, traumatisme, gastrite. Ajoutons quelques causes spéciales à l'ulcère du duodénum : certaines ulcérations consécutives aux brûlures, aux dermatoses, s'observant chez les tabétiques, les cardiaques, les cirrhotiques ; ces ulcérations peuvent prédisposer à l'ulcère du duodénum.

TRAITEMENT. — Il est identique à celui de l'ulcère de l'estomac; la douleur sera calmée par l'emploi des alcalins ; on combattra les fermentations gastro-intestinales : la sténose sous-pylorique et la perforation seront traitées comme la sténose pylorique et la perforation de l'estomac.

IV. — OCCLUSIONS INTESTINALES

Définition. — On désigne sous le nom d'*occlusion intestinale* toute affection amenant l'arrêt des matières et des gaz, pourvu que l'obstacle ne siège pas au niveau d'un orifice naturel ou accidentel de la paroi. Cette définition élimine donc les hernies étranglées.

Anatomie pathologique et pathogénie. — Il est classique de diviser les causes d'occlusion en deux grandes catégories, comprenant : 1° les cas où l'occlusion est due à un *obstacle mécanique* ; 2° ceux où l'arrêt des matières est dû à la *paralysie* de l'intestin.

I. Occlusion par obstacle mécanique. — Ce sont les plus nombreuses : l'obstacle vient de la paroi, de l'extérieur ou de l'intérieur de l'intestin.

1° *Causes pariétales.* — L'intestin peut être obturé par une *tumeur*, un *rétrécissement*, un *vice de position de la paroi.*

a) Tumeurs. — Le *cancer* est presque la seule cause, après 50 ans : presque toujours, il siège au rectum ou au côlon pelvien ; parfois aussi, au niveau de la valvule iléo-cæcale. La forme qui produit surtout l'occlusion est la forme annulaire; celle où le néoplasme transforme le rectum en un cylindre rigide, sinueux et étroit, sur une hauteur de plusieurs centimètres. Même alors, le cancer n'est souvent pas la seule cause ; il s'y ajoute un spasme, un corps étranger, une torsion de l'intestin.

Exceptionnellement, la tumeur est bénigne : c'est alors, le plus souvent un *polype.*

b) Rétrécissements. —Exceptionnellement, ils siègent ailleurs qu'au rectum, sur le gros intestin ou au voisinage de la vavule iléo-cæcale; ils sont alors dus à la tuberculose ou aux autres entérites. Habituellement, le rétrécissement siège au rectum : nous le décrirons en un chapitre à part.

c) Vices de position. — Le plus important, de beaucoup, est *l'invagination,* c'est-à-dire l'intussusception d'une portion de l'intestin, dans la partie sous-jacente. Voici comment on l'explique : l'intestin se contracte sur un bol fécal dur, qui se trouve immobilisé; en même temps, l'intestin devient, à son niveau, dur, rigide, moins volumineux. La partie sous-jacente est, au contraire, atone, dilatée; l'invagination se produit soit par le simple poids de l'anse contracturée et pleine, soit, ce qui semble plus vraisemblable, sous l'influence des contractions de la partie sus-jacente au bol fécal immobilisé; ses contractions tendent à faire descendre l'intestin dans la portion sous-jacente. Quelquefois, l'invagination est aidée par un polype, que les contractions péristaltiques tendent à faire descendre graduellement. Une fois l'invagination constituée, elle se présente de la manière suivante : une portion plus ou moins longue de l'intestin est descendue dans la portion sous-jacente, par une sorte de télescopage, comme le font les tubes d'une lunette d'approche. Cette invagination siège, le plus souvent, sur la partie terminale de l'iléon, qui tend à s'engager dans la valvule iléo-cæcale, l'anse invaginée présente une *longueur* variable; tantôt elle ne mesure que quelques centimètres : d'autres fois, elle s'étend à une longueur considérable d'intestin; il n'est pas rare de voir le boudin invaginé venir se montrer à l'anus, alors qu'il s'agit d'une invagination iléo-cæcale.

La *forme* de l'invagination est variable; on peut observer une invagination double, triple, formée de 5 ou 7 cylindres emboîtés les uns dans les autres; l'invagination peut être *rétrograde*, le boudin invaginé présentant une direction ascendante, ce qui est, en général, attribué à des contractions antipéristaltiques.

L'état des parties constituant l'invagination est tout d'abord le suivant : l'anse invaginée n'adhère pas à sa gaîne, la désinvagination est facile. Mais l'invagination tend au contraire à augmenter de longueur, probablement sous l'influence des contractions péristaltiques, luttant contre l'obstacle. Mais, au fur et à mesure que l'anse invaginée augmente de longueur, se produisent deux phénomènes essentiels : le mésentère est attiré avec l'intestin; la traction qu'il exerce sur l'anse invaginée oblige celle-ci à décrire une courbe, dont la concavité répond au bord mésentérique; il en résulte que l'orifice intestinal se trouve rétréci, et réduit à une simple fente, ce qui augmente encore les phénomènes d'occlusion : en outre, le mésentère, en s'introduisant dans la gaîne, distend celle-ci, si bien que sa partie supérieure, ou *collet*, comprime son contenu et amène *l'étranglement de la portion invaginée*. La compression est surtout efficace sur les veines du mésentère, d'où œdème, tuméfaction du boudin invaginé; puis, la compression augmentant sans cesse, apparaît le *sphacèle*. On voit de petites plaques grisâtres, feuille morte, apparaître sur le boudin invaginé, qui se détache et est expulsé par lambeaux, ou quelquefois en masse. L'évolution ultérieure est subordonnée au degré de l'inflammation du péritoine voisin; tantôt, des adhérences solides auront eu le temps de se produire; les deux portions de l'intestin resteront en contact après la chute du boudin invaginé; la guérison en sera la conséquence; dans le cas contraire, rien n'assurant l'accolement des deux bouts de l'intestin, l'élimination des parties sphacélées sera suivie de leur écartement immédiat, d'où irruption, dans le péritoine, des matières contenues dans l'intestin et péritonite suraiguë.

Mais ces diverses phases se succèdent plus ou moins rapidement ; aussi, a-t-on pu distinguer deux formes cliniques de l'invagination : la forme aiguë, et la forme chronique, celle-ci comprenant un peu arbitrairement tous les cas ayant duré plus d'un mois. Dans la forme aiguë, les phénomènes d'étranglement apparaissent presque d'emblée ; le sphacèle est souvent imminent au bout de 3 ou 4 jours ; M. Broca l'a constaté au bout de 3o heures. Dans la forme chronique, ce qui domine, c'est la tuméfaction de l'anse invaginée ; elle peut devenir énorme, presque sphérique. Dans cette forme, les adhérences sont étroites et nombreuses : le sphacèle est lent, progressif : on n'observe pas une élimination rapide et en masse, comme dans les cas aigus.

Les autres vices de position sont moins importants et nous arrêteront moins longtemps. L'occlusion peut être due à la *coudure de l'intestin* sur une adhérence, reliant l'anse, soit à la paroi, soit aux anses voisines, comme cela s'observe après la réduction en masse d'une hernie étranglée (Nicaise). L'agent de l'occlusion est l'éperon, formé par les parois de l'intestin au niveau de sa coudure.

Enfin, on peut observer le *volvulus de l'S iliaque*. Il s'observe chez les gens habituellement constipés ; on pense que le poids des matières accumulées en quantité dans l'S iliaque amène sa descente dans le petit bassin ; la moindre cause suffirait alors pour provoquer la torsion autour de son méso, dont les vaisseaux seraient comprimés par le fait même, d'où possibilité de sphacèle et de perforation.

2° *Causes extrinsèques.* — Ce sont les *compressions*, que l'on distingue en *compressions larges* et *compressions étroites*. Celles-ci peuvent, exceptionnellement, être dues à un diverticule du péritoine ; il s'agit alors de *hernies internes étranglées* (hernies méso-coliques, dans l'hiatus de Winslow, dans les fossettes duodénales, hernies diaphragmatiques ; hernies à travers une déchirure du ligament large, hernies propéritonéales, hernies réduites en masse...). Mais, le plus souvent, l'occlusion est causée par une bride fibreuse étranglant l'intestin ; l'intestin grêle, presque toujours. Cette bride est, soit une frange épiploïque adhérente à la paroi ou à une anse intestinale, soit un reliquat des péritonites aiguës ou chroniques, surtout des pelvi-péritonites, et de la péritonite tuberculeuse à forme fibreuse : on a vu l'occlusion engendrée par la péri-appendicite chronique, signalons, enfin, la possibilité de l'étranglement par le diverticule de Meckel ; il peut persister avec une longueur de 20 cm. et davantage, et former, autour d'anses intestinales, de véritables nœuds, souvent facilités par l'existence d'un renflement, au niveau de sa partie terminale.

Les *compressions larges* peuvent êtres dues à toutes les tumeurs de l'abdomen : hydronéphrose, kystes du foie, de l'ovaire, fibrômes utérins, l'hématocèle, ou la simple rétroversion utérine, des ganglions mésentériques cancéreux, ou tuberculeux ; enfin la *grossesse* a pu être incriminée, surtout dans les cas d'utérus volumineux (grossesse gémellaire, hydramnios, etc.). Souvent, enfin, les adhérences multiples, engendrées par les péritonites chroniques généralisées ou partielles, produisent une compression large, portant sur plusieurs points de l'intestin.

3º *Causes intrinsèques.* — Quelquefois, l'occlusion est due à une accumulation de *corps étrangers*, noyaux, pépins, etc., ingérés en trop grande quantité. Mais, le plus souvent, ces corps étrangers sont produits dans l'organisme lui-même ; ce sont des calculs biliaires, intestinaux, des matières fécales durcies. Les corps étrangers ne sont pas nécessairement très volumineux, l'occlusion étant surtout produite par le spasme ou la paralysie intestinale. Ordinairement, le siège de l'occlusion est dans le voisinage immédiat de la valvule iléo-cæcale, sur la terminaison de l'iléon.

II. Occlusion paralytique. — Parfois, on est

étonné, en opérant des malades qui présentaient tous les signes de l'occlusion intestinale, de ne trouver aucune lésion : l'intestin est, seulement, rempli de matières dures. On incrimine alors la *paralysie des tuniques intestinales*. La paralysie joue le rôle dominant dans la genèse des symptômes d'occlusion que l'on observe au cours des péritonites aiguës, la péritonite appendiculaire principalement ; elle est encore un agent important d'occlusion, dans les péritonites chroniques ; on l'observe dans les entérocolites, soit aiguës, soit chroniques.

Autrefois, on regardait comme fréquent le *rétrécissement spasmodique*, ou *iléus*. Actuellement, on sait que le spasme joue un rôle important dans la genèse de l'invagination, du volvulus, etc. ; il peut déterminer l'apparition des accidents aigus, mais ne semble pas capable de produire, à lui seul, l'occlusion.

Telles sont les nombreuses causes de l'occlusion intestinale. Nous voyons qu'elles ont toutes pour conséquence l'arrêt, plus ou moins complet, des matières et des gaz ; ultérieurement, elles aboutissent toutes, plus ou moins rapidement, au sphacèle et à la perforation, amenant une péritonite septique diffuse, à moins que des adhérences préalables ne viennent, soit localiser la péritonite, soit même l'empêcher totalement. Ajoutons, en terminant, que l'arrêt des matières a pour conséquence l'apparition, au-dessus du rétrécissement, d'une dilatation, dont le degré est en rapport avec la rapidité et l'intensité de l'occlusion. Au-dessous, l'intestin est vide, affaissé. Lorsque l'obstacle siège près du rectum, on peut observer le relâchement complet du sphincter.

Etiologie. — L'occlusion s'observe à tout âge, mais avec une fréquence variable.

Elle peut être *congénitale,* en cas de malformations de l'anus et du rectum; dans ces cas, d'ailleurs rares, il ne s'agit pas d'occlusion véritable.

C'est incontestablement chez l'enfant que l'occlusion intestinale est la plus fréquente. Dans les trois quarts des cas, elle est due à l'*invagination intestinale,* qui est, à peu près, la seule cause dans la première enfance. Elle peut, d'ailleurs, s'observer également chez l'adulte.

Les garçons en sont deux fois plus souvent atteints que les filles.

Chez les adolescents et les adultes, l'occlusion est surtout due aux péritonites aiguës ou chroniques, et spécialement à la péritonite tuberculeuse, surtout dans sa forme fibreuse. L'occlusion peut alors, selon M. Lejars, être engendrée par 4 facteurs différents : compression, coudure par adhérences, étranglements par brides, enfin, paralysie. Cet exemple montre que l'occlusion est souvent complexe, relevant de plusieurs causes à la fois.

C'est chez l'adulte que s'observent les occlusions

par tumeur, ou par rétrécissement du rectum.

Enfin, au vieillard appartiennent, presque exclusivement, l'occlusion due au cancer, et, très rarement, celle due au volvulus.

Symptômes. — On distingue, cliniquement, l'*occlusion aiguë* ou *étranglement interne*, et l'occlusion chronique, ou *obstruction intestinale*. La première est causée par l'invagination aiguë, les coudures, les compressions étroites; la seconde est le résultat des rétrécissements, des compressions larges, de l'invagination chronique; le plus souvent, elle est due à la simple coprostase, d'où son nom d'*obstruction*.

I. Occlusion intestinale aiguë. — Nous décrirons, tout d'abord, les cas où le tableau clinique est le plus complet, c'est-à-dire, les cas où l'occlusion intestinale aiguë survient chez un sujet bien portant, et se termine par la perforation intestinale.

1º *Signes fonctionnels*.— Le début est brusque, annoncé par une *douleur* atroce, syncopale, d'abord localisée au point où siège l'obstacle, c'est-à-dire, le plus souvent, vers la fosse iliaque droite. Fréquemment, elle siège dans la région périombilicale; cette localisation semble en rapport avec les ramifications du plexus solaire. Puis la douleur se généralise à tout le ventre; elle peut même irradier vers la cuisse.

La douleur est rarement continue, en dehors des

cas où l'étranglement est très serré ; ordinairement, elle procède par crises, semblant correspondre à des crises de contractions intestinales. Les rémissions seraient plus longues et plus complètes, lorsque le gros intestin est seul en cause.

Cette douleur n'est pas augmentée par la pression, sauf pendant les crises : pendant les moments d'accalmie, le ventre est peu douloureux, parfois, même, une pression profonde calme, momentanément, la douleur. Cependant, le palper serait douloureux au point où siège l'étranglement.

Bientôt, apparaissent des *vomissements*. Ils surviennent, en général, au bout de une ou deux heures ; il est rare qu'ils se fassent attendre un ou deux jours ; exceptionnellement, ils sont rares, et insignifiants.

Ces vomissements se produisent d'ordinaire, au moment des paroxysmes douloureux, à chaque ingestion d'aliments. D'ailleurs, les caractères de date, de fréquence, etc... sont très variables suivant les individus, les enfants vomissent à chaque ingestion d'aliments ; de plus, la précocité, des vomissements semble en rapport avec le siège plus ou moins élevé de l'obstacle ; leur intensité est en partie réglée par le degré de la stricture ; enfin, ils seraient plus précoces et rebelles, lorsque l'obstacle siège sur l'intestin grêle que lorsqu'il occupe le gros intestin.

Les matières rendues sont d'abord alimentaires,

puis muqueuses, bilieuses, porracées ; parfois, enfin, elles deviennent fécaloïdes, c'est-à-dire formées d'une bouillie jaunâtre, horriblement fétide. En cas d'invagination, les vomissements fécaloïdes sont très rares ; ils indiqueraient, pour M. Besnier, que l'élimination a tendance à se produire.

Les vomissements, ordinairement très pénibles, amènent parfois un soulagement momentané ; souvent, au contraire, ils laissent le malade plongé dans la prostration. A la période terminale, ils deviennent faciles, et se font par simple régurgitation, sans efforts.

Dès que l'étranglement est constitué, la *constipation* devient *absolue*, avec *absence complète de gaz*. Toutefois, ces signes peuvent manquer pendant un ou deux jours, lorsque l'obstacle siège sur un point très élevé de l'intestin grêle, le bout inférieur se vide encore pendant 24 ou 48 heures.

Enfin, la constipation n'est pas absolue, en cas d'invagination ; à moins que celle-ci ne soit, d'emblée, très serrée, les matières peuvent encore s'écouler partiellement, à travers le canal simplement rétréci. Presque toujours, en cas d'invagination, existe, dès les premières heures, un écoulement sanguinolent, très abondant, et s'accompagnant d'épreintes, de ténesme, surtout lorsque le boudin in iné descend très bas, jusqu'au rectum. Les matières sont tantôt formées d'un liquide grisâtre,

sanguinolent, ressemblant aux selles des dysentériques; d'autres fois, on observe de véritables *hémorragies intestinales*, souvent tellement abondantes qu'elles sont la principale cause de la
mort.

L'état général ne tarde pas à s'altérer profondément, surtout dans les étranglements très ser-
rés : on voit apparaître, au bout de quelques
jours, parfois même presque d'emblée, des symptômes que Gubler rattachait, autrefois, au péritonisme, et qui indiquent l'intoxication générale,
et l'ébranlement nerveux. Le facies se grippe, les
traits sont tirés, le nez effilé, la langue sale, la
bouche sèche, la respiration pénible, brève, pré-
cipitée; les patients souffrent d'une soif intense,
qu'ils n'osent satisfaire, par crainte de réveiller
les vomissements. Rapidement, les malades tombent dans le collapsus, avec prostration, faiblesse
musculaire, souvent de l'hypothermie. Enfin, le
pouls est à 120, petit, mou, irrégulier, les *urines*
sont presque totalement supprimées; l'anurie est
d'origine réflexe; son degré n'est donc pas en rapport comme on l'a cru pendant longtemps, avec le
siège et l'intensité de l'étranglement.

Chez les sujets nerveux, on voit survenir quelques crampes musculaires, et, chez les jeunes enfants, des convulsions véritables.

2º *Signes physiques.* — Pendant les paroxysmes douloureux, le ventre est contracturé, et très

sensible à la moindre palpation. Entre les crises, il redevient souple, et peu douloureux; on peut alors pratiquer le palper.

Lorsque les symptômes d'occlusion existent depuis plusieurs jours, le ventre peut être ballonné, distendu par les anses situées au-dessus de l'obstacle ; elles sont météorisées, et se dessinent nettement sous la paroi, dans certains cas. Il est facile de constater que cette distension est due à l'accumulation de gaz ; le ventre est sonore, dans tous les points situés au-dessus de l'obstacle.

Mais le ballonnement est loin d'être la règle. Il manque souvent, ou, du moins, demeure peu considérable, surtout dans le cas d'invagination, les gaz pouvant encore franchir l'orifice rétréci, mais non complètement oblitéré. C'est alors que le palper peut fournir des renseignements. Nous avons vu que la douleur est d'abord localisée au point où siège l'obstacle ; et que ce point demeure, par la suite, douloureux au palper; c'est là qu'il faudra rechercher la *tumeur*. Celle-ci existe surtout dans l'invagination; on la constate dans la moitié des cas (Leichenstern); presque toujours, chez l'enfant (Jalaguier). C'est une tuméfaction arrondie, allongée, du volume d'un œuf de poule. Elle est mobile, et non adhérente à la paroi abdominale, comme le plastron de l'appendicite; elle peut changer de forme et de volume sous le doigt, à chaque contraction intestinale.

Enfin, il ne faut jamais négliger le *toucher rectal*. En cas d'invagination, il peut fournir de précieux renseignements. Parfois, l'inspection seule suffit ; le boudin invaginé est procident, et se montre à l'anus, sous forme d'une tumeur cylindrique, longue, chez l'enfant, de 10 à 12 centimètres, mollasse, congestionnée, présentant un orifice plus ou moins déjeté latéralement ; le doigt peut faire le tour complet de la tumeur, sans rencontrer le point de réflexion. En cas de sphacèle, la tumeur est noirâtre, gangréneuse, exhalant une odeur fétide ; on peut la voir s'éliminer.

Mais, le plus souvent, l'invagination ne descend pas aussi bas ; elle arrive seulement dans le rectum, où le doigt peut la sentir, sous forme d'une tumeur molle, cylindrique ou conique, ressemblant, dit Vulpian, à un col utérin un peu déformé et ramolli ; au centre, on trouve, plus ou moins facilement, l'orifice ; le doigt en fait aisément le tour.

Ces phénomènes de procidence ne sont pas rares, surtout chez l'enfant, en raison de l'extrême mobilité du côlon dans le jeune âge. Ils se produisent au bout de quatre à six jours, en cas d'invagination iléo-colique, parfois dès le 2ᵉ jour.

3° *Évolution.* — Les symptômes que nous venons de décrire appartiennent à l'occlusion intestinale aiguë. Lorsque celle-ci se termine par perforation, il s'y ajoute une *péritonite aiguë généralisée.*

Mais il est bien difficile de dire où commence la péritonite et où finit l'occlusion ; en effet, il s'agit, en général, non d'une péritonite aiguë franche, avec fièvre et symptômes réactionnels bien marqués, mais d'une péritonite septique, se traduisant, surtout, par l'accentuation du collapsus, de l'hypothermie, la faiblesse plus grande du pouls, etc.. Les signes qui permettent le diagnostic sont de simples nuances ; les meilleurs sont l'apparition d'une *hyperesthésie cutanée généralisée*, et d'un *ballonnement uniforme* de tout le ventre ; ces signes sont d'ailleurs inconstants.

L'occlusion aiguë, terminée par perforation et péritonite, est mortelle dans un délai de 6 à 8 jours. Même dans ces *cas aigus*, la péritonite n'est pas fatale ; l'intoxication générale peut suffire pour amener la mort.

Parfois, l'évolution est *suraiguë;* le malade est emporté en 48 heures, ou même moins, par les progrès de l'intoxication.

Enfin, la marche peut être *subaiguë;* la mort survient, alors, du 25ᵉ au 30ᵉ jour; elle n'en est pas moins fatale.

La *guérison* est exceptionnelle. La *désinvagination spontanée* ne peut guère se produire que pendant les premières heures, avant l'apparition d'adhérences et de modifications dans le boudin invaginé. La seule chance de salut, si l'on n'intervient pas à temps, est l'élimination spontanée, par gangrène, de l'anse invaginée; encore expose-t-elle le malade aux ruptures secondaires, et, s'il guérit, au rétrécissement. La guérison, par ce mécanisme, s'observe, surtout chez les enfants. Enfin, même après la levée de l'étranglement, le malade reste exposé à des complications pulmonaires, surtout congestives, de pathogénie encore obscure.

II. Occlusion intestinale chronique. — Les symptômes sont identiques, mais atténués. Le *début* est *insidieux*, annoncé par des troubles digestifs vagues, puis par quelques coliques, puis l'occlusion constituée se réveille par des *crises de douleur*, coïncidant souvent avec des *vomissements*; douleurs et vomissements ont les mêmes caractères que dans l'occlusion aiguë. La *constipation* est, rarement, aussi absolue que dans l'occlusion aiguë; elle alterne souvent avec la *diarrhée*, surtout dans l'invagination chronique, où les évacuations ont les mêmes caractères que dans l'invagination aiguë. En cas de cancer, de rétrécissement du rectum, existent des débâcles, surtout dues à la rectite, qui accompagne l'affection organique.

Enfin, l'*anurie* est bien moins prononcée; l'*état général* moins altéré; il existe, seulement, des *troubles dyspeptiques*, avec amaigrissement et épuisement progressif.

L'*examen du ventre* le montre, en général, *souple*, *non météorisé*, partout *indolore*; l'accumulation des matières au-dessus de l'obstacle produit de la matité à la percussion; enfin, la *tumeur* formée par une invagination chronique ressemble à celle de l'invagination aiguë; comme celle-ci, elle peut descendre dans le rectum, ou, même, faire saillie à l'anus.

La *durée* de l'occlusion chronique peut atteindre plusieurs mois; les symptômes présentent des accalmies, parfois très longues, et complètes; de temps en temps, surviennent des crises d'occlusion aiguë; si elles n'emportent pas le malade, celui-ci finit par mourir d'inanition.

Pronostic. — Il doit donc être considéré comme à peu près fatal, dans tous les cas. On ne saurait compter sur des faits exceptionnels de guérison. Il faut se défier des rémissions trompeuses, qui peuvent survenir, même dans les cas les plus aigus, soit spontanément, soit après un lavement, ou l'administration d'opium; on voit alors la fièvre tomber; le faciès et le pouls deviennent meilleurs, quelques gaz sont émis. Mais cette amélioration ne dure que quelques heures; elle fait perdre un temps précieux.

Il faut donc se borner à reconnaître l'occlusion, et à tâcher de dégager les indications thérapeutiques, qui varient suivant les cas.

Cependant, l'*obstruction simple* ne peut être considérée comme une occlusion véritable; elle est infiniment moins grave; nombre de malades y résistent pendant plusieurs mois; enfin, dans bien des cas, elle demeure justiciable des traitements médicaux.

Diagnostic. — **I. Reconnaissance de l'occlusion.**—Elle n'est pas toujours facile. Le phénomène capital est l'absence de gaz et de matières, remplacé, en cas d'invagination, par une diarrhée sanguinolente spéciale. La douleur, les vomissements, surtout lorsqu'ils sont fécaloïdes, l'altération de l'état général, et parfois la constatation d'une tumeur permettent, lorsque ces signes sont nets, d'affirmer l'occlusion. Cependant, on peut commettre un certain nombre d'erreurs; voici les principales:

Au début, on pourrait penser aux coliques hépatiques ou néphrétiques. Il suffit de signaler cette cause d'erreur. Les *coliques intestinales* peuvent être moins faciles à éliminer. Les coliques saturnines ou les crises de l'entéro-colite muco-membraneuse peuvent amener, pendant plusieurs jours, une constipation absolue, avec des vomissements et des phénomènes généraux ressemblant fort à ceux de l'occlusion intestinale aiguë, mais la douleur n'est pas localisée en un point précis; le palper la réveille sur une portion plus ou moins longue du gros intestin, que l'on trouve contracturé, en cas de colite muco-membraneuse; la douleur au niveau des insertions musculaires, le liseré gingival, et les antécédents permettent de reconnaître la colique de plomb.

Deux affections peuvent, surtout, faire errer le diagnostic : ce sont les *péritonites* et l'*appendicite;* elles peuvent simuler tantôt l'occlusion aiguë, tantôt l'occlusion chronique.

Nous avons, en décrivant les symptômes de l'occlusion aiguë, montré combien il est difficile de dire quand commence la *péritonite aiguë;* seuls l'hyperesthésie cutanée généralisée et le ballonnement partout uniforme permettent de poser le diagnostic; tous les autres signes, soit locaux, soit généraux, peuvent appartenir à l'une ou à l'autre des deux maladies; on conçoit donc qu'au début des accidents le diagnostic puisse rester en suspens; dans un certain nombre de cas, on sera tiré d'embarras, soit par les frissons initiaux et la fièvre, qui indiquent presque sûrement la péritonite, soit en constatant l'un des signes de certitude de l'invagination. Les vomissements fécaloïdes sont tardifs et inconstants. Dans le doute, la laparotomie exploratrice est absolument nécessaire; il ne faut pas perdre un temps précieux à attendre que le diagnostic s'éclaircisse.

Les *péritonites* chroniques, surtout la péritonite tuberculeuse, peuvent simuler l'occlusion intestinale chronique; nous y reviendrons, après avoir décrit les péritonites chroniques.

L'*appendicite* peut, en particulier, simuler l'invagination soit aiguë, soit chronique; nous exposerons les éléments du diagnostic différentiel, en traitant de l'appendicite, pour le moment nous attirerons simplement l'attention sur deux points : l'existence de selles sanglantes exclut l'appendicite ; la tumeur formée par l'invagination est un boudin mobile et non un plastron collé à la paroi, comme celui de l'appendicite.

Dans l'occlusion aiguë, on pourrait encore être trompé par l'*étranglement herniaire*, dont les signes ne diffèrent de ceux de l'étranglement interne que par leur origine, au niveau d'une hernie, que l'on peut, en général, diagnostiquer grâce aux commémoratifs et à l'examen des points susceptibles d'être le siège d'une hernie.

Les *entérites dysentériformes*, ou même la *dysenterie* vraie, en imposent parfois pour l'invagination ; il est naturel de penser à ces affections en présence d'une diarrhée sanguinolente. Un examen plus approfondi fait éviter cette erreur.

En cas d'invagination chronique, on ne prendra pas la tumeur, que forme parfois l'invagination descendue jusqu'à l'anus, pour un polype ou un prolapsus du rectum. Il suffit d'un examen attentif pour éviter ces causes d'erreurs grossières.

II. Siège de l'obstacle. — Il est difficile à préciser, il est même, souvent, malaisé de dire s'il occupe l'intestin grêle ou le gros intestin.

a) Quelquefois, ce point du diagnostic peut cependant être assez précis. Par exemple, il est facile de reconnaître le siège des occlusions d'origine rectale. De même, en présence d'une invagination, on cherchera du côté de la fosse iliaque interne, où l'on peut quelquefois sentir la tumeur en boudin caractéristique.

b) Mais, le plus souvent, on se trouve réduit à de simples probabilités. D'une manière générale, les occlusions aiguës appartiennent, de préférence, à l'intestin grêle, les occlusions chroniques au gros intestin. Le siège de la *douleur initiale* peut, dans certains cas, indiquer celui de l'obstacle, mais pas d'une manière certaine, puisque, souvent, la douleur a comme maximum la région péri-ombilicale, quel que soit le siège de l'occlusion. D'après Laugier, la *forme du ventre* pourrait donner quelques indices ; le ballonnement serait plutôt médian, en cas de lésion de l'intestin grêle ; il occuperait les flancs, si l'obstacle siège sur le gros intestin. On avait voulu tirer une conclusion de la précocité et de l'intensité des vomissements, qui augmenteraient lorsque l'obstacle siège en un point plus élevé ; cette conclusion, vraie dans une certaine limite, ne l'est pas rigoureusement, car les vomissements dépendent, en grande partie, du nervosisme et du degré de l'intoxication générale.

L'anurie dépend surtout du nervosisme et de l'état général.

Enfin, la *radioscopie* est bien rarement utilisable. Notons seulement qu'on a proposé, comme moyen adjuvant, l'ingestion de substances opaques aux rayons X, dont l'arrêt, au-dessus de l'obstacle, pourrait aider à découvrir celui-ci.

III. Nature de l'obstacle. — Elle peut être reconnue lorsqu'il s'agit d'une *invagination aiguë*. C'est presque la seule cause d'occlusion aiguë dans l'enfance ; les signes de certitude sont : l'apparition à l'anus, ou dans le rectum, de l'anse invaginée, la tumeur en boudin, perceptible au palper, enfin la diarrhée sanglante.

Au contraire, l'*invagination chronique* n'est guère qu'une source d'erreurs. Cependant, elle peut être parfois reconnue aux douleurs paroxystiques, à la diarrhée sanglante : enfin la tumeur en boudin existe dans plus de la moitié des cas. Quelquefois, l'invagination apparaît à l'anus (Rafinesque).

Les autres causes d'occlusion sont difficiles à reconnaître, à part le cancer et le rétrécissement, sur lesquels nous ne reviendrons pas.

Le *volvulus* appartient aux adultes ; il s'accompagne d'une douleur dans la fosse iliaque gauche ; on peut, parfois, percevoir l'anse intéressée, par le palper abdominal, ou le toucher rectal.

Il faut être très réservé, avant de porter le diagnostic d'*obstruction par coprostase :* en effet, ce diagnostic fait perdre un temps précieux ; on s'attarde aux moyens médicaux, alors que, bien souvent, derrière la coprostase, se trouve un obstacle mécanique, susceptible d'engendrer les pires accidents.

IV. Etat de l'anse étranglée. — Enfin, il serait très utile de pouvoir connaître l'*état de l'anse étranglée*. Malheureusement, il n'y a pas de données suffisantes pour permettre de poser des principes généraux. La question se pose surtout en face d'une occlusion aiguë; pratiquement, on peut dire que jamais il ne faut attendre plus de 48 heures après le début des accidents, sous peine de voir apparaître le sphacèle et la perforation : ce délai sera abrégé, lorsque l'intensité des douleurs et des vomissements, l'altération de l'état général, et, en cas d'invagination, l'aspect ichoreux très sanguinolent des selles feront prévoir un étranglement très serré; le caractère fécaloïde des vomissements aurait, pour Besnier, une signification fâcheuse; enfin, parfois, en cas d'invagination, on peut constater directement le sphacèle, lorsque l'invagination se montre à l'anus.

TRAITEMENT. — Il diffère suivant qu'il s'agit d'une occlusion aiguë ou chronique.

I. Occlusion aiguë. — 1º *Moyens médicaux.* — Ils sont très nombreux; nous n'indiquerons que ceux, restés, encore aujourd'hui en faveur.

Il faut absolument s'abstenir des moyens violents, tels que purgatifs, massages, lavements violents.

L'opium a été très vanté. On le prescrit sous forme de pilules de 1 centig. d'extrait thébaïque, à doses de 15 à 20 par jour, pour un adulte (Moutard-Martin). Il calme la douleur, les vomissements; la langue devient plus humide, les urines plus abondantes; parfois, quelques gaz sont émis par l'anus, mais ce n'est là, bien souvent, qu'une amélioration trompeuse; au bout de quelques heures, les symptômes d'occlusion reparaissent plus intenses.

Les *lavements* de 1 ou plusieurs litres ont été souvent tentés en vain, contre les invaginations au début; ou peut en essayer, à la rigueur, un ou deux, en ne dépassant jamais un litre d'eau, à faible pression. Ils réussissent un peu mieux dans le cas de volvulus.

L'application de glace sur le ventre a pour résultat d'entraver le développement du météorisme, et de diminuer la contracture; elle peut, au début, avant la formation d'adhérences, permettre à l'anse déplacée de revenir à sa position normale.

Enfin, les *lavements électriques* ont donné quelques succès, en cas d'invagination, d'après le Dr Boudet. Voici les principales règles à observer. On introduit dans le rectum une sonde en gomme avec mandrin métallique, reliée à un irrigateur, par laquelle pénètre de l'eau salée, à la température de 40°. Le pôle extérieur (négatif) consiste

en une large plaque métallique, recouverte par
une peau de chamois, et placée sur le ventre, ou
dans le dos : le courant doit avoir une intensité
variant de 5 à 5o milliampères ; la séance dure
de 5 à 2o minutes, suivant la tolérance du sujet
et l'ancienneté de l'occlusion.

Une ou deux séances suffisent, en général,
dans les cas où ce mode de traitement doit réus-
sir ; sinon, il ne faut pas attendre davantage ; on
doit recourir aux moyens chirurgicaux.

D'une manière générale, il ne faut pas s'attarder plus de 48 heures aux moyens médicaux, à
moins de disparition complète des accidents graves, dans ce laps de temps.

2° *Traitement chirurgical.* — On pratique une
laparotomie médiane, et lorsque l'obstacle n'apparaît pas, on cherche à trouver le cæcum, pour
voir s'il est, ou non, distendu, ce qui indique d'emblée si l'obstacle occupe l'intestin grêle ou le
gros intestin. Ceci fait, on cherche l'obstacle,
avec plus de chances de succès ; or, de deux choses l'une : ou on le trouve, ou on ne le trouve
pas.

Dans le premier cas, il faut, tout d'abord, essayer
de le lever, en sectionnant la bride qui étrangle
l'intestin, ou en tentant de réduire l'invagination,
ce qui est possible, pendant les 48 premières
heures.

Si cela est impossible, ou bien lorsque les lésions de l'intestin semblent trop avancées, on pratique, de préférence, l'*entérectomie*, meilleure que l'*entéro-anastomose*. Nous renvoyons, pour le détail de ces opérations, aux traités de chirurgie.

Lorsqu'on ne trouve pas l'obstacle, il faut se contenter de l'*anus contre nature*, bien que ce soit là une opération palliative, permettant seulement de parer aux accidents immédiats. Pour cela, on referme l'incision médiane, et on pratique, dans la fosse iliaque gauche, une incision de 6 à 7 centimètres de long, parallèle à l'arcade crurale, et à 1 travers de doigt au-dessus d'elle. Puis on choisit une anse distendue, en tâchant de la prendre le plus déclive possible : on la suture à la plaie abdominale, et on incise, ou mieux on ouvre l'intestin au thermo-cautère.

Cette opération, qui n'est, répétons-le, qu'une intervention de pis-aller ou d'urgence, permet l'écoulement des matières ; on peut alors attendre le rétablissement du sujet, et tenter alors, dans de meilleures conditions, une opération curatrice. Malheureusement, l'anus iliaque est souvent impuissant à assurer l'écoulement des matières ; et surtout le malade demeure exposé à la gangrène et à la perforation ; c'est là le principal écueil.

II. Occlusion chronique par obstacle mécanique. — Les indications sont les mêmes ; on peut seulement s'attarder davantage aux moyens médicaux.

L'obstruction stercorale cède ordinairement à l'emploi de lavements ou de purgatifs huileux, de boissons abondantes, de lavements électriques.

V. — APPENDICITE

L'appendicite, ou *inflammation de l'appen-dice*, peut être *aiguë* ou *chronique*. Jusqu'ici, on s'est surtout occupé des poussées aiguës de l'appendicite, à cause des dangers multiples et immédiats qu'elles font courir aux malades, et des symptômes bruyants qui les accompagnent. Mais les recherches les plus récentes tendent à démontrer que *toujours l'appendicite est chronique ;* les examens de MM. Letulle et Weinberg montrent qu'on rencontre des lésions anciennes, même sur des appendices enlevés au cours de la première poussée aiguë; M. Walther a, le premier, mis en lumière ce fait, que *l'appendicite chronique peut évoluer pendant longtemps sans déterminer aucune poussée aiguë.* Le Dr Rastouil a donné de cette forme latente, trop mal connue jusqu'ici, une excellente étude, dont nous retiendrons, surtout, les symptômes qui peuvent permettre de poser le diagnostic d'appendicite chronique, même en l'absence de phénomènes aigus.

Symptômes. — Nous étudierons d'abord l'appendicite aiguë.

I. Appendicite aiguë. — Quelle que soit son évolution ultérieure, l'appendicite aiguë présente toujours, à son début, un certain nombre de symptômes cardinaux, dont l'ensemble est absolument pathognomonique.

Ces premiers symptômes n'éclatent pas toujours, brusquement, d'une façon dramatique. Assez souvent, en effet, l'appendicite survient chez un sujet atteint, depuis plusieurs jours, d'embarras gastrique, et souffrant de pesanteur épigastrique, de diarrhée, parfois même de malaise général et de fièvre ; en ce cas, au lieu de la douleur soudaine, d'emblée localisée dans la fosse iliaque droite, qui marque le début d'une crise d'appendicite survenant en pleine santé, le début est annoncé par une douleur d'abord vague et diffuse et qui ne se localise qu'ultérieurement.

Mais bientôt, qu'il y ait ou non une *phase prodromique*, la douleur devient caractéristique ; elle siège au voisinage de l'ombilic, plutôt du côté droit de l'abdomen. Certains sujets accusent une sensation de *barre épigastrique*. Mais, ce qui importe, c'est la localisation de la douleur réveillée par la palpation, en un point précis, le *point de Mac-Burney*, situé à mi-distance de l'ombilic et de l'épine iliaque antéro-supérieure droite. Il existe là une zone très nettement localisée, de l'étendue d'une pièce de deux francs environ, au niveau de laquelle une pression, même légère, exercée avec le bout d'un doigt, détermine une douleur intense. C'est là le meilleur signe de l'appendicite à son début : le point de Mac-Burney a d'autant plus d'importance, que sa situation varie peu, quelle que soit la position occupée par l'appendice.

Outre la douleur au point de Mac-Burney, le palper permet encore de constater un signe important, l'*hyperesthésie cutanée* de toute la fosse iliaque droite ; ce signe, qui a été surtout mis en relief par le professeur Dieulafoy, est vraisemblablement en rapport avec un certain degré d'irritation péritonéale, qui existerait même dans les crises les plus légères d'appendicite.

On constate, à peu près dans tous les cas, un certain degré de défense musculaire, localisée, au moins au début, à la fosse iliaque droite.

A ces signes essentiels s'ajoutent, presque d'emblée, des phénomènes généraux, vraisemblablement d'origine réflexe, et dus à l'intensité de la douleur et à l'irritation péritonéale. Rapidement, le faciès se grippe, les traits tirés expriment la souffrance ; le nez se pince, les yeux s'excavent, la face pâlit, les extrémités se refroidissent ; souvent même existent des nausées et quelques vomissements, avec, dans nombre de cas, de la *diarrhée*. Le pouls est *accéléré* ; ses caractères ont une grande importance : tantôt il est fort, plein, régulier, ce qui est d'un bon augure, tantôt, au contraire, il devient rapidement petit, dépressible, irrégulier, ce qui indique une fâcheuse tendance au collapsus cardiaque. On a même signalé des cas de syncope. Enfin, la température centrale s'élève d'ordinaire, dès le début des accidents; l'ascension thermique atteint un degré variable suivant la forme dont il s'agit.

Tels sont les symptômes qui marquent, d'ordinaire, le début d'une crise aiguë d'appendicite : l'évolution ultérieure est des plus variables : nous décrirons trois formes principales, suivant l'intensité de l'inflammation péritonéale, dont dépendent, pour la plus grande part, les symptômes et le pronostic.

1° *Appendicite légère*. — Cette forme, qui répond à la *colique appendiculaire* de Talamon, est caractérisée par l'absence de péritonite, *cliniquement appréciable*. Elle se réduit aux symptômes que nous venons d'énumérer, avec une légère ascension thermique, qui peut faire presque complètement défaut, et qui, en tous cas, ne dépasse jamais 38° 5.

Certains auteurs disent qu'on sent l'appendice tuméfié, sous forme d'un cordon gros comme le petit doigt. M. Jalaguier dit n'avoir jamais rencontré de cordon dans cette forme, et met en garde contre l'erreur que peut engendrer la contracture du grand oblique, dont les faisceaux peuvent donner l'illusion d'un cordon roulant sous le doigt.

L'évolution est des plus simples; en 36 heures, la douleur s'amende: tous les phénomènes réflexes disparaissent : à ce moment, l'abdomen étant redevenu souple, on peut quelquefois, dit M. Jalaguier, sentir l'appendice légèrement augmenté de volume.

2° *Appendicite avec périappendicite localisée.*— Après un début plus ou moins solennel, les phénomènes réflexes s'atténuent rapidement : en particulier, les vomissements et la diarrhée disparaissent, le faciès devient meilleur. L'ascension thermique atteint de 38° à 39° 5, le pouls bat à 110 ou 120, il est plein, fort, régulier.

Cependant, l'embarras gastrique persiste, souvent assez prononcé; il se caractérise par une anorexie presque absolue : la langue est blanche : la constipation est la règle; parfois, cependant, elle alterne avec des périodes de diarrhée ; enfin, les urines sont rares : l'oligurie peut aller jusqu'à l'anurie presque complète.

Localement, le malade accuse un endolorissement diffus, dépassant, en tous sens, la fosse iliaque droite, et irradié vers la cuisse, le scrotum. On constate une hyperesthésie cutanée étendue à toute la fosse iliaque droite, avec maximum net au point de Mac Burney.

7.

La *défense musculaire* du début s'atténue rapidement : le ventre redevient souple ; souvent même il se laisse distendre par les gaz ; il existe alors du *ballonnement*, surtout chez les adultes, où il peut devenir considérable.

Ces signes persistent les jours suivants, et se modifient vers le 5° ou le 6° jour : on voit alors la fièvre monter ; elle atteint souvent 40°, le pouls conservant ses caractères ; d'autres fois, au contraire, la température retombe à la normale, ou même au-dessous, mais alors le pouls reste fréquent, *dissocié d'avec la température*. Lorsqu'on voit, en clinique, ces phénomènes persister pendant 48 heures, on est en droit, d'après M. Jalaguier, d'affirmer l'existence d'inflammation périappendiculaire.

En même temps que survient cette modification dans l'état général, apparaît, dans la fosse iliaque droite, une *tuméfaction en plastron*, accolée à la paroi abdominale, mal limitée, de forme variable, ovalaire ou en éventail : généralement, elle ne descend pas jusqu'au pli de l'aine : au contraire, elle tend, souvent, à dépasser, en haut et en dedans, les limites de la fosse iliaque droite. Cette tuméfaction est, ordinairement, dure, rénitente : elle ne devient fluctuante que rarement, seulement dans les cas où la collection se développe au devant du cæcum ; la percussion dénote une submatité superficielle, avec sonorité profonde, la tuméfaction reposant sur l'intestin distendu. Ajoutons que toute la fosse iliaque droite est très douloureuse au palper, qui doit être pratiqué avec le plus grand ménagement, sous peine de devenir des plus dangereux. M. Jalaguier signale comme bons signes, lorsqu'ils existent, les deux symptômes suivants : 1° le léger *œdème sous-cutané*, signalé par Keen : il siège immédiatement au-dessus de l'arcade crurale ; le doigt y détermine l'apparition d'un léger godet, et 2° l'apparition, au même point, de *veinosités sous-cutanées*, remontant plus ou moins haut vers l'ombilic.

Il ne faut jamais négliger de pratiquer le *toucher rectal* ou *vaginal*, qui donne de précieux renseignements sur l'intensité de la périappendicite. On sent, à bout de doigt, du côté droit, un empâtement, ou une tuméfaction dure, irrégulière, globuleuse, très douloureuse, dont le palper abdominal, combiné au toucher, permettront d'apprécier la forme et les dimensions, bien mieux que le palper seul.

Le mode de terminaison varie suivant les cas :

a) Tantôt la crise se termine par *résolution ;* au bout de quelques jours, la fièvre tend à décroître, et tombe, par une série d'oscillations descendantes, à maximum vespéral ; l'état général s'améliore, l'appétit renaît ; localement, la douleur diminue, et, du 7ᵉ au 10ᵉ jour, la tuméfaction commence à diminuer. Sa disparition complète est lente, et ne survient guère avant deux à trois semaines, à partir du début des accidents. Jusqu'à ce que la tuméfaction soit complètement disparue, le malade doit être considéré comme non guéri : au moindre écart de sa part, peut survenir une petite poussée fébrile : en général, ces petites alertes ne durent pas plus de 24 ou 36 heures, mais il faut bien savoir qu'un essai prématuré d'alimentation, ou, même, le fait de se lever un instant, peuvent faire renaître l'inflammation décroissante.

b) Souvent, se forme une *collection périappendiculaire*. La fièvre persiste, ou, s'il y avait eu défervescence, elle se rallume : la tuméfaction continue à s'accroître peu à peu : elle devient molle, fluctuante; la fluctuation est mieux sentie par le toucher que par le palper : on peut, dans certains cas, voir apparaître, une *voussure* au-dessus de l'arcade crurale, avec rougeur de la peau, en cet endroit. Le toucher rectal permet, souvent, de sentir la fluctuation, mieux que par la palper abdominal.

L'évolution ultérieure varie suivant l'intensité de la suppuration. Lorsque le pus se forme en quantité considérable, éclatent des accidents d'infection générale : la fièvre présente de grandes oscillations à maximum vespéral, montant à 39°-40°, tandis que la rémission matinale est presque complète : le pouls est très accéléré; mais, souvent aussi, lorsque l'intoxication est très ntense, il devient faible, dépressible, et même présente des intermittences. En même temps, l'état général s'altère profondément, le teint devient terreux, la langue sale ; on note des alternatives de diarrhée et de constipation, le malade maigrit rapidement, et succombe, en quelques jours, emporté par le collapsus cardiaque.

Au contraire, dans les cas où la collection purulente demeure de médiocre abondance, la fièvre reste peu élevée, ou, même, l'apyrexie est presque absolue ; le faciès n'est pas mauvais, la diarrhée de moyenne abondance, et, surtout, le pouls reste ferme et régulier.

Dans ces conditions, le pus ne tarde pas à chercher une issue ; du douzième au dix-septième jour, en moyenne (Jalaguier), on peut observer l'ouverture de l'abcès dans l'intestin grêle, le côlon, le rectum, ou même la vessie ; d'autres fois, elle se fait à la peau.

Mais lorsque le sujet n'est pas emporté par l'infection générale, la guérison n'est pas la seule terminaison possible. En effet, on peut voir une collection de médiocre importance amener une péritonite généralisée, soit par *rupture* des adhérences qui protégeaient le péritoine, soit par *propagation* de l'inflammation. Mentionnons, tout spécialement, l'apparition possible de ce que M. Nélaton a décrit sous le nom de *péritonite suppurée généralisée à foyers multiples.* Autour du foyer primitif, se développent d'autres collections enkystées, dont l'ensemble finit par occuper la moitié, ou même les trois quarts de la cavité péritonéale.

On comprend, dès lors, que le pronostic demeure parfois longtemps incertain : une périappendicite, bénigne au premier abord, pouvant amener la mort par péritonite généralisée, ou par infection générale.

Même dans les cas où l'ouverture au dehors s'est faite spontanément, la mort peut survenir, le foyer évacué dans l'intestin s'infectant secondairement par l'introduction des germes qui pullulent dans les voies digestives.

3° Appendicite avec péritonite généralisée. — Tantôt, la péritonite généralisée ne se révèle qu'après 24 ou 36 heures : cela s'observe, principalement, dans les cas d'appendicite survenant chez des sujets déjà atteints d'une autre maladie infectieuse; alors le début peut être insidieux; peu à peu, apparaissent les signes de la péritonite.

Mais, d'autres fois, l'appendicite débute d'emblée, par les signes d'une péritonite généralisée : cela se voit surtout, selon la remarque de M. Talamon, chez des sujets qui en sont à leur première attaque.

M. Jalaguier distingue deux grandes variétés de péritonite généralisée : la *péritonite franche suppurée*, et la *péritonite septique diffuse.*

a) Péritonite franche suppurée. — Elle peut survenir à la suite d'une péritonite enkystée; cela s'observerait, d'après M. Jalaguier, plus fréquemment qu'on ne le croit généralement : alors, plus ou moins brusquement, apparaissent : du hoquet, des nausées, puis des vomissements, la pâleur et les symptômes généraux.

Dans les cas de péritonite d'emblée, le début est celui de toute appendicite, mais, rapidement, *l'hyperesthésie cutanée se généralise à tout l'abdomen, en même temps que la défense musculaire.* Le ventre, tout entier, est contracturé, « en bois » : nulle part on ne trouve de signes de collection purulente; l'abdomen est sonore partout, on ne sent ni tuméfaction, ni fluctuation; cependant, le toucher rectal peut déceler la présence, dans les culs-de-sac, d'une quantité variable de liquide. On observerait, d'après M. Jalaguier, des veinosités et de l'œdème des deux côtés.

La fièvre monte plus ou moins, vers 39° ou 40°; le pouls bat à 120° ou 140°; il est plein, fort et régulier.

Rapidement, on voit se dérouler le tableau d'une péritonite aiguë : le malade est pris de vomissements, d'abord alimentaires, puis muqueux, porracés, quelquefois noirâtres; la langue est sèche, la constipation absolue, avec absence de gaz. Les urines sont presque supprimées; d'autres fois, il existe du ténesme vésical. Puis, à la période de réaction, fait suite la période de dépression ; le ventre se ballonne, le faciès se grippe, la respiration s'embarrasse, *le pouls diminue de fréquence, alors que l'hyperthermie persiste*, il demeure faible et dépressible ; on peut observer des lypothymies, parfois du subdélire ; enfin, le malade meurt, du quatrième au dixième jour, de collapsus cardiaque ; parfois, lorsque la péritonite se prolonge davantage, il est emporté par des complications : quelquefois, enfin, la guérison pourrait s'observer, par enkystement consécutif à une péritonite généralisée.

b) Péritonite septique diffuse. — Son début est insidieux, surtout chez les enfants, chez lesquels elle débute comme une simple indigestion. Mais la fréquence des vomissements et des selles diarrhéiques, et surtout la rapide altération de l'état général ne tardent pas à éveiller l'attention. Cependant, l'abdomen demeure souple et plat ; c'est à peine s'il existe un léger endolorissement dans la fosse iliaque droite : souvent il faut une pression énergique, au point de Mac Burney, pour réveiller la douleur. Le toucher rectal peut révéler l'existence d'un épanchement liquide, accumulé dans les culs-de-sac.

Très rapidement, l'altération de l'état général devient extrême : le pouls est rapide, petit, dépressible ; les vomissements du début s'arrêtent vite, il s'établit une diarrhée fétide ; la langue est sale, le faciès terreux, plombé, les yeux excavés, cernés de noir, enfin, la respiration est accélérée, tout en demeurant diaphragmatique.

La fièvre, qui, pendant les deux premiers jours, avait pu s'élever légèrement, ne tarde pas à faire place à l'hypothermie; le pouls demeure cependant à 150 ou 160, devient de plus en plus filiforme, si bien que le sujet meurt, en 4 ou 5 jours, parfois même en 36 heures, par collapsus cardiaque. Le plus souvent, l'intelligence demeure intacte jusqu'au bout; le délire n'apparaît guère que pendant la période agonique.

II. Appendicite chronique. — Nous distinguerons complètement *l'appendicite chronique à rechutes* de *l'appendicite chronique, sans poussées aiguës*.

1° *Appendicite à rechutes*. — Il ne faut pas confondre les *rechutes* avec les *recrudescences*, qui se produisent avant la guérison complète d'une attaque d'appendicite aiguë; elles éclatent, d'habitude, alors que le malade vient à quitter le lit prématurément, ou se met à manger trop tôt. Parfois se produisent une série de recrudescences, dont la répétition peut rendre l'affection malaisée à diagnostiquer d'avec la péritonite tuberculeuse.

La forme à *rechutes* est, au contraire, caractérisée par une série d'attaques d'appendicite aiguë, séparées par des accalmies plus ou moins longues. Tantôt l'accalmie est complète entre les crises; d'autres fois, le malade souffre de symptômes banals, attribués d'ordinaire à l'entérocolite.

2º *Appendicite chronique sans poussées aiguës.* — Elle n'est connue que depuis les descriptions de MM. Walther et Rastouil. Les *symptômes fonctionnels* en sont souvent assez vagues : les malades se plaignent d'une douleur vague, dans la fosse iliaque droite ou plus diffuse; quelquefois elle présente des irradiations vers le foie, le testicule ; dans quelques cas, il n'existe qu'une sensation de barre épigastrique. C'est une sensation de pesanteur vague, plutôt qu'une douleur vraie : elle est subcontinue, ou revient par crises surtout nocturnes, survenant principalement après une fatigue, ou un écart de régime. Certains malades ont même remarqué que l'usage des viandes et des graisses provoque plus facilement les crises; aussi, en arrivent-ils, parfois, à exclure ces aliments de leur régime habituel.

Outre cette douleur, existent souvent quelques troubles dyspeptiques; on a noté, principalement, la dilatation d'estomac, qui peut, dans certains cas, être engendrée par les adhérences dues à la péri-appendicite, enfin, à la longue, les malades deviennent neurasthéniques, se cachectisent, et prennent un teint terreux, sur lequel les auteurs insistent beaucoup.

Ce sont les *signes physiques,* qui permettent le diagnostic. On constate, par le palper, l'existence d'un point douloureux, le point de Mac Burney, signe de grande valeur. Le plastron n'existe pas, en dehors de l'appendicite aiguë; par contre, on peut, parfois, sentir un cordon, ou bien le cæcum distendu forme une tumeur mobile, douloureuse, qui a pu être confondue (Walther) avec un rein mobile. L'angle que forment le cæcum et le côlon transverse peut être moins ouvert que d'habitude, des adhérences venant à rapprocher, l'un de l'autre, les deux segments du gros intestin. Enfin, quelquefois, l'appendice peut subir la transformation kystique, et former une tumeur appréciable au palper.

FORMES ANORMALES. — I. **Formes d'après le siège.** — L'appendice peut être plus ou moins élevé. On conçoit que, dans ces cas, les signes physiques suivent les mêmes déplacements. On a même vu l'appendicite occuper le côté gauche de l'abdomen. Seul, le point de Mac Burney conserve toujours une certaine fixité; sa localisation ne varie guère, même dans certains cas, où l'appendice se trouvait à gauche.

Seule, l'*appendicite pelvienne* nous arrêtera un instant. Dans cette forme, le point de Mac Burney a conservé sa localisation habituelle; encore est-il, parfois, légèrement abaissé. Mais les autres signes attirent tous l'attention vers les organes pelviens : la douleur ressemble à celle d'une salpingite : on note souvent des *troubles urinaires*, consistant en rétention ou dysurie : le plastron abdominal est tardif, n'apparaît guère qu'au bout de 8 ou 15 jours. Par contre, le toucher rectal donne, dès les premiers jours, des renseignements très précieux ; on sent, du côté droit, un empâtement, une tuméfaction diffuse, haut situé vers la fosse iliaque, avec un point très douloureux à la pression ; on pense à une salpingite ; quelquefois même, l'empâtement devenant bilatéral, à une hématocèle. Lorsque la collection périappendiculaire tend à s'ouvrir, elle le fait souvent dans l'un des organes pelviens, vagin ou rectum. Dans l'appendicite pelvienne *chronique*, les signes physiques seront, de même, surtout perçus par le toucher rectal. On peut, parfois, percevoir l'appendice collé contre le rectum et très douloureux.

II. Forme d'après la cause. — Nous ne dirons que quelques mots de l'*appendicite tuberculeuse*, ou mieux, *tuberculose appendiculaire*. C'est une appendicite chronique, dont le diagnostic étiologique n'est possible que lorsqu'elle est associée à la tuberculose iléo-cæcale. Les signes sont, alors, ceux d'une obstruction chronique, mais avec, en plus, fièvre et douleurs ressemblant à celles de l'entérite tuberculeuse commune. Le toucher rectal et le palper abdominal montrent l'existence d'une tumeur, qu'on serait tenté de confondre, parfois, avec le cancer iléo-cæcal, mais dont le distinguent la fièvre, les douleurs plus vives, l'âge du sujet, et surtout la marche plus rapide. Hormis ces cas, la tuberculose appendiculaire ne se reconnaît, d'ordinaire, qu'après l'opération : on voit alors se former une fistule, qui va en s'élargissant toujours (Jalaguier) ; les sujets succombent rapidement dans le marasme.

COMPLICATIONS. — Elles appartiennent surtout à l'appendicite aiguë. Nous ne reviendrons pas sur l'infection générale par voie sanguine; disons seulement qu'elle est, souvent, précédée de *pyléphlébite*, l'infection se propageant surtout par voie veineuse. Cette complication est annoncée par un frisson, une fièvre intense rémittente, enfin par des symptômes qui annoncent que le foie est touché. En effet, il devient gros, douloureux ; la peau prend une teinte subictérique, les urines sont rares, chargées de pigments : il existe de l'anorexie, un état nauséeux continuel, voire même des vomissements : quelquefois, enfin, de l'ascite.

Souvent, ces accidents ne sont que le prélude d'*abcès multiples du foie*, rapidement mortels. Enfin, lorsque l'infection hépatique est atténuée, elle peut devenir le point de départ d'une cirrhose interstitielle et parenchymateuse; c'est là le véritable *foie appendiculaire*.

Enfin, l'appendicite peut déterminer, autour d'elle, des *paraappendicites*, ou suppurations périappendiculaires ; les suppurations sont surtout fréquei es dans les cas ou l'appendice est collé à la paroi postérieure, par un méso large et court. Les anciens auteurs pensaient même pouvoir rapporter, toujours, à un phlegmon rétro-cæcal les phénomènes de périappendicite.

En cas de phlegmon rétro-cæcal, il n'y a pas de plastron abdominal, mais seulement une tuméfaction rétro-cæcale, qui suit la direction du côlon ascendant, et descend plus ou moins bas. On peut même observer des phénomènes de *psoïtis;* douleur le long du psoas, empêchant l'extension de la cuisse, etc., obligeant le malade à placer le membre en demi-flexion avec abduction et rotation en dehors.

En cas de suppuration rétro-cæcale, le pus s'ouvre au niveau du triangle de Jean-Louis Petit, ou, en cas de psoïtis, au triangle de Scarpa. Mais le phlegmon périappendiculaire peut engendrer par propagation un *phlegmon périnéphrétique,* ou *périhépatique;* parfois, même, la suppuration gagne le tissu cellulaire sous-pleural; les signes sont ceux d'une pleurésie purulente; enfin, on a signalé des cas de *pleurésie appendiculaire.* Elle apparaît du 10e au 15e jour après le début des accidents; ce peut être, au début, une pleurésie séro-fibrineuse, par simple irritation de voisinage; mais, même en ce cas, l'épanchement ne tarde pas à devenir purulent, et tend à se faire jour, soit à la peau, soit dans les bronches, ouverture qui peut être suivie de pyopneumothorax; on peut, enfin, voir survenir des abcès du poumon, qui peuvent aussi éclater au cours de l'infection générale, sans pleurésie.

PRONOSTIC. — I. *Pronostic immédiat des crises d'appendicite.* — Il varie suivant la variété à laquelle on a affaire. En effet, tandis que la péritonite généralisée est presque toujours mortelle, et le devient pour ainsi dire fatalement, s'il s'agit de la forme septique, la colique appendiculaire est ordinairement des plus bénignes, et guérit complètement au bout de quelques jours.

Mais, en cas d'appendicite avec lésions périappendiculaires, le pronostic reste incertain; on n'est jamais sûr qu'une fâcheuse complication n'éclatera pas, tant que la guérison n'est pas complète.

Enfin, il faut bien savoir que ces données générales n'ont rien d'absolu. Par exemple, l'appendicite peut débuter par des symptômes de péritonite généralisée; auxquels font suite, au bout de 24 ou 48 heures, ceux de l'appendicite, avec péritonite enkystée; une péritonite générale peut, en effet, parfois, s'enkyster. Par contre, une appendicite, des plus bénignes en apparence, peut déterminer insidieusement la gangrène de l'appendice, et la péritonite généralisée.

Aussi, faut-il toujours réserver le pronostic et se rappeler que les symptômes ne sont pas proportionnels à l'intensité des lésions ; ils dépendent, en grande pa tie tout au moins, de l'irritation péritonéale, et du nervosisme du sujet.

II. *Pronostic de l'appendicite chronique.* — Il est encore plus incertain. Un fait est acquis, une première crise prédispose à de nouvelles récidives. Mais quelle sera leur gravité? Ce point a été des plus discutés. M. Talamon pensait que la première attaque est toujours la plus grave, laissant après elle des adhérences, qui empêchent les suppurations, possibles ultérieurement, d'envahir le péritoine; la barrière protectrice deviendrait de plus en plus efficace, à mesure que les crises se multiplient. En fait, on voit, souvent, des gens qui ont, de temps en temps, une ou plusieurs fois par an, de petites attaques d'appendicite, guérissant au bout de quelques jours. Mais, malheureusement, on voit quelquefois un malade, atteint, depuis longtemps, de petites crises d'appendicite, succomber tout à coup, emporté par une attaque plus violente que les précédentes. De même, les accidents les plus redoutables peuvent éclater à l'improviste sans poussées aiguës.

D'une manière générale, l'appendicite est donc toujours grave, mais il est difficile d'évaluer, en chiffres, sa mortalité globale. Les statistiques médicales donnent une mortalité moyenne de 10 p. 100 (Mathieu), ce qui indique la gravité des crises, non celle de l'appendicite (Reclus); M. Hartmann, faisant la statistique des cas traités chirurgicalement, c'est-à-dire ne comprenant que des cas graves, arrive à une moyenne de 18 p. 100.

Diagnostic. — Le diagnostic, facile dans les cas types, peut prêter à de nombreuses erreurs, variant suivant la forme de l'appendicite.

I. *Au cours d'une poussée aiguë.* — Les signes sur lesquels se base le *diagnostic positif* sont : la douleur spontanée, et surtout provoquée par la pression, au point de Mac Burney ; l'hyperesthésie cutanée de la région, la défense musculaire et la fièvre. Nous allons exposer les principaux points du *diagnostic différentiel.*

1° La douleur de l'*appendicite simple* pourrait être, de prime abord, confondue avec celle des diverses coliques ; hépatiques, néphrétiques, etc... Il suffit, pour éviter l'erreur, de s'enquérir du siège exact et des irradiations de la douleur, et d'explorer la fosse iliaque droite.

Plus difficile est, parfois, la distinction d'avec les *coliques intestinales.* « Chez les enfants mal nourris, débiles, on voit se produire des coliques très douloureuses, avec ballonnement du ventre par accès. Pendant les attaques, le faciès s'altère et l'aspect du petit malade rappelle, assez bien, celui d'un enfant atteint d'une crise aiguë d'appendicite, mais il n'y a pas de fièvre, il n'y a pas de douleur maxima dans la fosse iliaque droite, et tous les accidents disparaissent au bout de quelques jours, après d'abondantes évacuations de gaz, ou une ou deux selles spontanées » (Mathieu) (1).

Le diagnostic de la *colite muco-membraneuse* et de l'appendicite peut présenter de réelles difficultés; on peut voir des coliques intenses, avec douleur à la pression dans la fosse iliaque droite, mais, sur le trajet du cæcum et non au point de Mac Burney; on trouve, en outre, une douleur semblable sur le trajet du côlon descendant, qui est contracturé, dur, rigide. La crise est apyrétique et ne tarde pas à se terminer par une débâcle diarrhéique, avec émission de glaires et de fausses membranes. Mais, étant donnée la coexistence possible des deux affections, il faut toujours, en présence d'une crise de colite, rechercher l'appendicite.

Il faut se rappeler que, chez l'enfant, le début peut ressembler à une *indigestion*. Enfin, quelquefois, on peut être trompé par des *coliques salpingiennes*, dont le toucher vaginal permettra de reconnaître la nature.

Enfin, la colique appendiculaire a été parfois prise pour une *fièvre typhoïde*, ou une *occlusion intestinale*. La possibilité d'une confusion avec la fièvre typhoïde se comprend d'autant mieux que l'appendicite peut succéder à un embarras gastrique fébrile, ou une maladie infectieuse quelconque.

(1) Mathieu, *Traité des Maladies de l'estomac et de l'intestin*. Paris, 1900, p. 819.

L'occlusion intestinale peut ressembler fort à l'appendicite ; en cas de douleur dans la fosse iliaque droite, on doit traiter le cas douteux comme une appendicite (Jalaguier).

2° *L'appendicite avec périappendicite* peut faire penser à la *typhlite stercorale*, qui existe dans quelques cas rares. Il s'agit, alors, d'adultes, habituellement constipés ; ils éprouvent quelques coliques sourdes, se localisant bientôt dans la fosse iliaque droite ; le ventre se ballonne, la constipation est absolue ; il existe un embarras gastrique assez prononcé avec fièvre modérée. Le palper montre le cæcum modérément dilaté, avec empâtement, en partie dû à l'engorgement des ganglions péri-cæcaux ; la tumeur est généralement mobile transversalement : la percussion peut donner un son hydro-aérique ; enfin, le côlon est rempli de scybales dures, formant une série de tumeurs en chapelet.

L'invagination intestinale, surtout fréquente chez l'enfant, peut être confondue avec l'appendicite. Dans les deux cas, le début est brusque, on constate de la douleur dans la fosse iliaque droite, des vomissements avec ballonnement du ventre ; l'invagination, ordinairement iléo-cæcale, détermine l'apparition d'une tumeur en boudin, mobile transversalement, et nullement comparable au plastron de l'appendicite. Dans l'invagination, la diarrhée sanguinolente peut venir remplacer la constipation; il n'y a pas de fièvre, enfin, l'anse invaginée descend, parfois, jusqu'à l'anus, où on peut la sentir, par le toucher rectal.

En cas de péritonite par perforation, le diagnostic peut devenir impossible; d'ailleurs, le traitement devient alors identique dans les deux cas.

Nous ne ferons que signaler la *psoïtis*, l'*abcès iliaque*, la *salpingite* et l'*hématocèle rétro-utérine*.

3° En cas de *péritonite généralisée appendiculaire*, le diagnostic est généralement possible, sauf le cas d'*appendicite herniaire*, qui n'est reconnue qu'à l'opération. On évitera de prendre pour une occlusion la péritonite de l'appendicite (V. les signes de l'occlusion, p. 94).

La *péritonite septique* peut simuler un empoisonnement, un indigestion, une diarrhée cholériforme.

Enfin, la péritonite appendiculaire peut être prise pour une *péritonite par perforation*, lorsque l'appendicite survient au cours d'une fièvre typhoïde, d'une granulie, d'autant plus qu'alors l'appendicite ne se traduit que par des phénomènes légers et fugaces.

L'*appendicite pelvienne* peut ressembler, à s'y méprendre, à une *salpingite* ou une *hématocèle*. L'erreur a été commise. Cependant, on a une tuméfaction diffuse, non séparée de l'utérus par un sillon, et la douleur est réveillée, par le toucher, en un point précis, bien localisé.

Dans tous les cas, il faut penser à l'hystérie, qui peut simuler absolument tous les symptômes de l'appendicite, y compris la tuméfaction.

II. *Appendicite chronique.* — Elle est souvent méconnue :

1° Tantôt, les *récidives* sont prises pour des coliques hépatiques, néphrétiques, intestinales; on a même, parfois, pensé à un début de coxalgie, à la salpingite, à la péritonite tuberculeuse. Cette dernière erreur est d'autant plus facile à commettre que, comme nous l'avons vu, il existe une forme de tuberculose localisée au cæcum et à l'appendice.

Le diagnostic se fera, dans tous ces cas, par la recherche des signes de certitude de l'appendicite.

2° En cas d'*appendicite chronique, sans poussées aiguës,* le diagnostic s'égare, le plus souvent; on pense à la colite muco-membraneuse, aux dyspepsies gastro-intestinales des neurasthéniques; le diagnostic se fera surtout par le toucher rectal, qui réveille une douleur fixe en un point précis (correspondant à l'appendice); cette douleur remonte dans la direction du côlon ascendant, et persiste un quart d'heure à vingt minutes après qu'on a pratiqué le toucher rectal.

L'appendicite reconnue, il faudrait pouvoir apprécier son degré. Cela est généralement des plus difficiles ; on n'a que des probabilités, point de certitude, parce que, comme nous l'avons dit, les symptômes sont loin d'être parallèles aux lésions

que les diverses formes peuvent aboutir à des terminaisons extrêmement variables.

ANATOMIE PATHOLOGIQUE. — **I. Lésions macroscopiques.** — 1° Dans l'*appendicite aiguë*, elles varient suivant la forme de la crise qui a amené l'intervention. On peut trouver, outre des lésions de l'appendice, des lésions du péritoine, et d'autres organes. Nous les décrirons dans chacune des trois formes principales de l'appendicite :

a) Dans l'*appendicite simple*, on trouve l'appendice gros, rouge, vascularisé, tuméfié, ainsi que le cæcum : le péritoine est, d'ordinaire, rouge, dépoli, avec un léger exsudat sérofibrineux, ou quelques adhérences molles. Le méso-appendice est également rouge, injecté ; les ganglions du méso (ganglions de Clado) sont engorgés. La muqueuse est épaissie, tuméfiée, oblitérant plus ou moins le canal, qui est plein de mucus.

b) Dans l'*appendicite avec périappendicite localisée*, on trouve, dans la fosse iliaque droite, des lésions de péritonite adhésive. Le cæcum, l'épiploon, les anses grêles et la paroi sont plus ou moins agglutinés par des adhérences, d'abord molles, se déchirant plus ou moins, puis solides, fibreuses.

L'étendue de ces adhérences est variable ; elle

n'est nullement parallèle à l'intensité de la suppuration. Tout d'abord, il n'y a pas de foyer purulent, mais, au bout de quelques jours, on trouve,
en décollant les adhérences, une petite collection
d'un pus verdâtre ou brunâtre du volume d'une
noisette ou d'une amande (Jalaguier), d'odeur infecte, fécaloïde. Puis, si la suppuration augmente,
plusieurs petits foyers se fondent en un seul :
on trouve, alors, une quantité de pus plus considérable : 15 à 20 gr., ou davantage. L'aspect de
l'appendice est variable : on trouve les lésions de
la forme précédente, avec, en plus, des lésions sup-
purées ou gangréneuses. Tout d'abord, la suppuration a débuté au niveau des follicules clos de la
muqueuse, qui forment une série de petits abcès
miliaires ; leur ouverture se fait, ordinairement,
dans le canal, et n'amène que rarement la perforation ; celle-ci est plutôt le fait de la nécrose engendrée par l'oblitération des vaisseaux sanguins
et lymphatiques ; d'ordinaire apparaissent, en outre,
des petits abcès sous-péritonéaux, dus à la lymphangite qu'on constate habituellement. Aussi, en
cas de perforation, on trouve, ordinairement, des
plaques sphacélées irrégulières, blanches, laiteu-
ses, ou noirâtres, ou jaune feuille-morte. Ces
plaques se rencontrent surtout vers la pointe de
l'appendice ; lorsque celui-ci renferme un corps
étranger, la plaque de sphacèle n'occupe souvent
pas le point où il comprime la muqueuse. La

chute de ces escarres amène la production d'ulcérations plus ou moins étendues; tantôt c'est une simple fente, au niveau du sillon d'élimination; d'autres fois, une partie plus ou moins considérable de l'appendice est détachée, quelquefois complètement. Dans ces cas, l'appendice peut être trouvé nageant librement dans le pus, ou bien il a contracté des adhérences, qui permettent à la portion détachée de continuer à vivre.

Telles sont les lésions de l'appendicite avec péri-appendicite pelvienne; elles occupent le petit bassin, et constituent un véritable phlegmon péri-rectal; suivant les variations de position de l'appendice, les lésions peuvent être sous-hépatiques, ou se porter au niveau de l'ombilic, ou même du côté gauche. Enfin, la collection peut être, tout entière, rétro-cæcale, au devant de la paroi abdominale postérieure.

La *péritonite généralisée* est due, ordinairement à la perforation grangréneuse, exceptionnellement à la simple propagation des lésions inflammatoires; quelquefois, elle succède à la rupture d'un foyer enkysté.

Lorsque la péritonite est généralisée, *sans adhérences*, on trouve des lésions de péritonite aiguë: dans la forme franche, purulente, il existe, surtout au voisinage de l'appendice, une quantité variable de pus phlegmoneux, dont l'aspect laiteux est de bon augure (Routier); en cas de péritonite septique diffuse, on trouve une quantité, parfois considérable, d'un liquide louche, sale (Jalaguier).

Au contraire, dans les cas moins graves, quelques adhérences ont eu le temps de se former. Dans la *péritonite à foyers successifs* de Nélaton, qui sert de transition à la périappendicite localisée et à la péritonite généralisée, on constate l'existence de plusieurs grands foyers limités par des adhérences, et dont l'ensemble occupe, souvent, plus de la moitié du péritoine.

En décrivant les lésions de l'appendicite aiguë, nous avons omis, à dessein, d'aborder la question des *corps étrangers* et de la *cavité close;* l'étude de ces points, actuellement encore litigieux, sera mieux à sa place à la Pathogénie.

Enfin, il nous reste à parler des complications ; nous serons brefs à leur sujet. Nous ne pouvons entrer dans les détails que demanderait l'étude des suppurations propagées par lymphangite, au tissu cellulaire, péri-hépatique, périrénal, sous-pleural ou bien à la plèvre et au poumon droit; disons seulement que, dans le foie appendiculaire, on trouve non un gros abcès bien délimité, mais la forme aréolaire de M. Chauffard. Ajoutons, également, que la pleurésie et les abcès du poumon ne sont pas forcément dus à une propagation de la périappendicite; ils peuvent être dus à l'infection générale, d'origine appendiculaire.

2° *Appendicite chronique.* — D'après MM. Brun

et Letulle, on trouverait toujours des lésions d'appendicite chronique, même au cours d'une première poussée aiguë.

L'appendice atteint d'inflammation chronique peut être absolument sain, en apparence ; toutefois, même dans ces cas, on constate, d'ordinaire, une légère hypertrophie de l'organe et du ganglion de Clado, un peu de congestion, et, même, quelques adhérences vagues.

Mais, le plus souvent, surtout s'il y a eu des poussées aiguës, l'appendice est déformé, tantôt par des adhérences, tantôt par le fait d'altérations de ses parois. On le trouve tordu sur lui-même, de différentes façons, incurvé, avec des points rétrécis : il peut être atrophié, oblitéré sur une partie plus ou moins grande de sa longueur, ou bien, au contraire, subir la transformation kystique ; il se forme alors une poche grosse comme une noix, un œuf de pigeon, occupant, de préférence, la partie moyenne de l'appendice ; elle contient un pus plus ou moins mélangé de sang, ou même, dans les cas anciens, un liquide clair, séreux ; on y trouve souvent des corps étrangers.

Autour de l'appendice, on constate, d'ordinaire, des lésions de périappendicite, plus ou moins nombreuses et étroites ; les poussées inflammatoires répétées aboutissent finalement à la formation d'un tissu de sclérose, qui englobe l'appendice et son méso, dont les ganglions peuvent présenter des altérations profondes, et dont les vaisseaux finissent par être comprimés. Lorsqu'il y a eu suppuration, on trouve une poche, plus ou moins étendue, enkystée ou communiquant avec la cavité de l'appendice ; elle contient du pus mêlé à du sang.

En incisant l'appendice suivant sa longueur, on peut étudier les lésions de sa muqueuse. Elle est parfois plus ou moins détruite, avec accolement des parois et disparition plus ou moins complète de la cavité : le plus souvent, on la trouve épaissie, congestionnée, avec soit de petites ulcérations folliculaires, soit des ulcérations plus vastes, donnant lieu à des perforations d'étendue variable.

Enfin, de place en place, on constate des rétrécissements, dus, soit à une bride cicatricielle consécutive à une ulcération, soit à une déformation de la paroi avec hypertrophie de la muqueuse aux points rétrécis.

II. Lésions histologiques. — Nous confondons la description des lésions microscopiques de l'appendicite aiguë et chronique, parce que l'appendicite aiguë s'accompagne toujours d'appendicite chronique (Letulle).

Les lésions histologiques existent seules dans nombre de cas, où il est impossible de dire, à l'œil nu, si l'appendice est sain ou malade. Elles débutent toujours, ainsi que l'ont surtout montré les travaux de MM. Letulle et Weinberg, par la couche folliculaire, qui existe dans la sous-muqueuse.

On sait, en effet, que, sur un appendice normal,
on trouve, entre la musculaire et la muqueuse,
une sous-muqueuse qui représente la région intéressante au point de vue pathologique. Elle est
constituée par trois zones (Letulle et Weinberg) :
une zone superficielle, sous la *muscularis mucosæ*
comprenant un grand nombre de follicules clos,
disposés en série presque continue, sur toute l'étendue de l'appendice ; au-dessous, est une zone
moyenne, formée de tissu conjonctif lâche, permettant les glissements ; enfin, l'étage inférieur
ou profond est caractérisé par la présence de
nombreux vaisseaux sanguins et lymphatiques,
qui en font une véritable couche vasculaire.

Les lésions de l'appendicite débutent toujours
par une *folliculite* aiguë ou chronique, caractérisées par de la congestion, et une intense prolifération des cellules des follicules. Aussi, ceux-ci
augmentent de volume, arrivent à se toucher et
envahissent la muqueuse, détruisant plus ou moins
complètement les glandes. En l'absence d'accidents,
ces lésions aboutissent à la sclérose de l'appendice
tout entier.

Mais, souvent, l'évolution naturelle est troublée
par des accidents, qui peuvent se ranger sous deux
chefs : la suppuration et la gangrène.

1° La *suppuration* atteint un ou plusieurs follicules, et les transforme en abcès, qui s'ouvrent à la surface de la muqueuse, donnant naissance aux petites ulcérations folliculaires, punctiformes. Rarement, ces petites ulcérations produisent la perforation; cependant, M. Letulle a vu l'inflammation folliculaire se propager, presque d'emblée, vers le péritoine, qu'elle infecte rapidement et de façon intense.

La cicatrisation des ulcérations folliculaires semble susceptible de produire les brides cicatricielles sténosantes, dont nous avons parlé plus haut.

2° La *gangrène* est due, pour M. Letulle, à l'oblitération incomplète des vaisseaux sanguins; l'anémie qui en résulte produit une véritable *nécrose de coagulation*. Les parois de l'appendice deviennent blanchâtres, translucides; on n'y trouve plus trace de structure, sauf quelques faisceaux conjonctifs encore reconnaissables. C'est alors que, si l'oblitération vasculaire devient complète, et, surtout, s'il survient une infection, la *gangrène véritable* fait son apparition : on trouve alors les larges plaques noires ou jaunâtres, indiquant le sphacèle, et dont l'élimination est la cause ordinaire des perforations.

En résumé, les perforations dépendent, presque toujours, de la gangrène; celle-ci, d'après M. Letulle, serait toujours la conséquence de la nécrose de coagulation d- la « transformation fibrinoïde ».

Mentionnons, en terminant cette partie de notre étude, *l'appendicite tuberculeuse*, épisode de la tuberculose du cæcum et de la valvule iléo-cæcale, et l'appendicite *actinomycosique*, dont on connaît un peu plus de cent cas ; elle se reconnaît à l'aspect ligneux des lésions et surtout à la constatation des parasites et des grains jaunes qui les entourent.

ETIOLOGIE. — La connaissance de l'appendicite est de date relativement récente. Il résulte, de ce fait, une grande difficulté quand on essaie d'apprécier la *fréquence absolue* de cette maladie. En effet, ne semble-t-elle si fréquente que parce qu'on lui rapporte un grand nombre de cas, autrefois méconnus, ou rapportés à tort, à la typhlite ? Ou bien, au contraire, sa fréquence va-t-elle en augmentant, depuis une quinzaine d'années, ce qui, entre parenthèses, serait à rapprocher de l'augmentation notable de la grippe depuis 1889 ? En tous cas, sa fréquence est, actuellement, considérable, surtout chez les *enfants* et les *adolescents ;* au contraire, elle est rare dans la *première enfance* et après 40 ans. L'homme est atteint environ deux fois plus souvent que la femme.

On a remarqué sa fréquence chez les *dyspeptiques*, principalement ceux qui présentent de la *dilatation d'estomac ;* la *constipation* est habituelle chez les sujets atteints d'appendicite chronique ; on peut observer alors des phénomènes d'entéro-colite chronique. Souvent, la cause occasionnelle de l'attaque d'appendicite est un écart de régime; d'autres fois, il s'est agi d'un refroidissement, d'une fatigue, des contractions répétées du psoas, « d'un coup de froid ».

Signalons enfin l'importance de la grossesse et de la menstruation. Souvent, l'attaque survient au moment des règles : on a vu les crises revenir particulièrement nombreuses, à chaque grossesse; leur gravité augmenterait alors, peut-être, par le fait de la coprostase, qui accompagne, d'ordinaire, la grossesse.

PATHOGÉNIE. — L'appendicite est assurément une *maladie infectieuse*, mais on n'en connaît ni le germe, ni la cause déterminante.

I. *Germe*. — De nombreux microbes ont été signalés dans l'appendicite, particulièrement le coli-bacille, le streptocoque, le staphylocoque. Il semble donc que l'appendicite soit due à une infection banale, sans agent spécifique. Remarquons, cependant, que MM. Veillon et Zuber ont trouvé dans tous les cas de gangrène, des anaérobies, qui semblent bien être la cause du sphacèle.

II. *Causes déterminantes*. — Elles ont fourni matière à de longues discussions; nous résumerons les diverses opinions en présence. On peut considérer l'appendicite : 1º comme une infection locale; 2º comme la propagation d'une entérite; 3° comme la conséquence d'une infection générale.

1° L'appendicite a d'abord été envisagée comme une *maladie locale*; c'est-à-dire qu'on a voulu mettre au premier plan, les causes locales, susceptibles d'exalter la virulence des microbes existant, normalement ou accidentellement, dans l'appendice, et peu dangereux par eux-mêmes. Deux causes ont été invoquées : les *corps étrangers*, la *transformation en cavité close*.

La théorie des *corps étrangers* a été surtout défendue par M. Talamon, qui envisage l'appendicite comme une *colique appendiculaire*, due à l'enclavement d'un corps étranger dans l'appendice, phénomène qui, secondairement, permettrait l'infection en créant un *locus minoris resistentiæ*.

Effectivement, dans une proportion variant de 3o à 6o pour 1oo, on trouve dans l'appendice, soit des corps étrangers, tels que : pépins de fruits, arêtes de poissons, etc., soit, 2 fois sur 3, des *concrétions stercorales*. Mais celles-ci semblent être *nées sur place*, parce que : 1° souvent, elles sont bien plus considérables que le calibre normal de l'appendice qui est dilaté à leur niveau, et, 2° elles sont formées, bien souvent, par des concrétions phosphatiques déposées par strates, autour d'un noyau stercoral; il s'agirait donc, comme le veut M. Talamon, non de corps étrangers ayant pénétré dans l'appendice, mais du produit, né sur place, d'une véritable *lithiase appendiculaire* (Dieulafoy), ce qui pourrait expliquer certaines prédispositions héréditaires.

Mais comment agissent ces corps étrangers? Ce n'est assurément pas par *compression*, puisque, de l'avis de tous les expérimentateurs, la ligature de l'appendice ou de ses vaisseaux est insuffisante pour produire l'appendicite. D'ailleurs, on a constaté que, souvent, les ulcérations de l'appendicite ne siègent point au niveau même du coprolithe. Il faut donc chercher une autre explication.

M. Dieulafoy la trouve dans la théorie de la *cavité close*, qui peut se formuler ainsi : l'appendice devient une cavité close, dans laquelle les microbes deviendraient plus virulents. Reste à savoir : 1° si l'appendice est toujours transformé en cavité close, et 2° si cette transformation est bien accompagnée de l'exaltation de virulence des germes pathogènes.

Or : a) la *transformation en cavité close* ne semble pas constante : dans nombre de cas, il n'y avait aucune trace d'oblitération. D'autres fois, au contraire, la cavité close existe : elle est le fait soit d'un coprolithe, soit d'un rétrécissement ou d'une oblitération, par déformation de la paroi, ce qui expliquerait, si l'on admet la théorie, comment les malformations de l'appendice (exagération de longueur, coudures), peuvent prédisposer à l'appendicite. M. Dieulafoy, pour soutenir sa théorie, admet que, dans les cas douteux, un simple bouchon muqueux peut suffire à déterminer l'occlusion, mais,c'est là une vue de l'esprit,d'autre part, le catarrhe de la muqueuse tient une place bien minime dans les lésions de l'appendice.

b) L'exaltation de la virulence est possible. Klecki l'a constatée sur une anse intestinale, dont il avait fait expérimentalement la ligature. Mais on sait qu'en vase clos les germes pathogènes meurent vite, tandis que le liquide devient extrêmement toxique ; peut-être la cavité close agit-elle surtout par exaltation de virulence des toxines?

2° On a dit que l'appendicite résultait de la *propagation d'une infection de voisinage :* ce point est des plus discutés ; MM. Potain et Dieulafoy ont observé un grand nombre de malades atteints d'entérocolite, et n'ont jamais constaté, chez aucun, l'appendicite; par contre,MM. Reclus, Delbet, etc., ont opéré des appendicites chez des sujets atteints antérieurement d'entérocolite. La question n'est pas tranchée à l'heure actuelle; presque tout le monde admet la possibilité de l'appendicite par propagation, mais sans preuve décisive.

3° Enfin, l'appendicite pourrait bien être due à une *infection générale.* Cette opinion est surtout défendue par MM. Tripier et Paviot, Merklen, Faisans, etc. M. Jalaguier tend à s'y ranger. En fait, on a publié des cas d'appendicite survenant au cours d'états fébriles divers : rougeole, varicelle, oreillons (Jalaguier), 3 cas, au cours de grippe (Merklen), soit enfin le cas de MM. Tripier et Paviot, où un malade ayant eu 3 crises d'appendicite en eut de nouvelles, à l'occasion d'une grippe, et d'un rhumatisme articulaire subaigu, etc.

En résumé, l'appendicite est due à une infection, mais dont les causes déterminantes semblent multiples, et sont encore mal connues.

TRAITEMENT. — La question la plus importante à résoudre en face d'une appendicite est celle-ci : doit-on opérer, quand doit-on opérer?

A la première partie, il est facile de répondre : toute appendicite, quelle qu'elle soit, doit être opérée, parce qu'on ne sait jamais ce qu'elle deviendra par la suite, et que, même non dangereuse, une appendicite chronique est, souvent, une affection gênante, presque une infirmité.

Mais, quand faut-il opérer? Les uns, interventionnistes à outrance, disent qu'il ne faut jamais attendre, quelle que soit la situation; c'est là une manière de voir exagérée; la majeure partie des chirurgiens ne l'acceptent pas.

Deux cas peuvent se présenter : on se trouve *en pleine crise (à chaud)*, ou bien le malade *est sorti de sa crise* (appendicite à *froid*).

Dans le second cas, il faut opérer pour prévenir de nouveaux accidents; on doit tâcher de réséquer tout ce qui est malade, c'est-à-dire l'appendice et les adhérences dans la mesure du possible; l'opération faite à froid est infiniment moins dangereuse que faite à chaud. Voilà pourquoi il est peu prudent de temporiser jusqu'à la prochaine crise.

Mais, en présence d'une crise aiguë, que faut-il faire? De deux choses l'une : ou il y a péritonite généralisée, ou l'appendicite et la périappendicite sont localisées. S'il y a péritonite généralisée, il faut intervenir, le *plus tôt possible*, sans hésitation, pourvu que le malade soit encore en état de supporter l'opération : c'est-à-dire si le pouls est encore bon, et l'intoxication générale pas trop prononcée ; l'appendicite doit être alors traitée comme une péritonite généralisée ; il faut nettoyer le péritoine, et, si l'on peut, enlever rapidement l'appendice, c'est, pour le malade, la seule chance de salut.

En présence d'une appendicite simple ou avec périappendicite circonscrite, il vaut mieux attendre la fin de la crise pour opérer à froid (Brun, Jalaguier), tout en surveillant le malade matin et soir, de manière à être toujours prêt à intervenir en cas d'urgence.

Dans ces conditions, on doit faire l'essai du *traitement médical*, qui peut se résumer ainsi : *repos absolu du malade et de l'intestin jusqu'à la complète cessation des accidents*. Aussi, faut-il condamner le malade au repos absolu dans le décubitus dorsal, avec une vessie de glace couvrant tout le ventre, ce qui est le meilleur moyen d'obtenir l'immobilité complète; *la diète doit être absolue*, le malade ne prendra dans sa journée que quelques cuillerées à café d'eau; on lui permettra, pour calmer la soif, de se rincer la bouche avec de l'eau fraîche (la glace augmente la soif, qu'elle n'apaise que pendant un moment).

Enfin, on obtiendra une *constipation absolue* par l'emploi de l'opium à hautes doses (5 gr. par jour pour un enfant de 4 à 5 ans; 10 gr. de 10 à 15 ans, 15 gr. pour un adulte).

Les purgatifs et les lavements seront absolument proscrits; enfin, on évite de palper le ventre, ce qui est, d'ailleurs, inutile en raison de la défense musculaire.

Ce traitement doit être maintenu jusqu'à la défervescence, alors on augmentera un peu la quantité d'eau permise, et 24 heures après la défervescence complète, on permet une tasse de lait, ce qui, souvent, amène une légère réascension fébrile, éphémère et sans gravité (Jalaguier).

Enfin, le malade sera maintenu au lit pendant trois semaines au moins, avec du lait comme seule nourriture, pendant au moins quinze jours.

On ne doit pas provoquer l'apparition de selles avant que deux jours pleins ne soient écoulés depuis la défervescence complète; on administre alors un léger laxatif, sous forme d'huile de ricin ou de calomel à petites doses; les jours suivants, on rétablira l'évacuation intestinale, en continuant

9.

l'huile de ricin, avec adjonction de lavements laxatifs.

Les détails de l'opération varient suivant les cas; nous renvoyons pour cela aux remarquables articles de M. Jalaguier, dans le *Traité de chirurgie* de Duplay et Reclus, et de M. A. Guinard, dans le *Traité de chirurgie clinique et opératoire* de Le Dentu et Delbet.

VI — MALADIES DU RECTUM ET DE L'ANUS

CHAPITRE PREMIER

RECTITES

Nous décrirons, tout d'abord, les rectites simples; nous passerons ensuite à l'étude des rectites spécifiques : blennorrhagique, syphilitique, tuberculeuse.

§ Ier. — Rectites simples.

Elles peuvent être aiguës ou chroniques, ces dernières succédant, ordinairement aux précédentes, ce qui nous permettra de les confondre en une même description.

ÉTIOLOGIE ET PATHOGÉNIE. — Les rectites aiguës peuvent être provoquées par la simple irritation due à un lavement, un purgatif : le plus souvent, elles sont dues soit à une ulcération, causée par un traumatisme, un corps étranger du rectum, soit à l'existence d'une affection ulcéreuse du rectum : hémorrhoïdes, polypes, cancer. Parfois, enfin, elles sont consécutives à une infection périrectale, périrectite, vaginalite, métrite, ou à l'ouverture, dans le rectum, d'un abcès périrectal, prostatique ou salpingien.

Les *rectites chroniques* reconnaissent les mêmes causes, avec, en plus, quelques causes spéciales : l'existence d'un chancre ou de plaques muqueuses à l'anus, la pédérastie passive.

ANATOMIE PATHOLOGIQUE. — Les lésions sont analogues à celles des entérites ; aussi, n'y reviendrons-nous pas. Signalons, cependant, dans les rectites aiguës, la possibilité d'abcès sous-muqueux, pouvant engendrer des abcès périrectaux, et, dans les rectites chroniques, la fréquence de la transformation de l'épithélium cylindrique du rectum, en un épithélium pavimenteux stratifié. Nous aurons à discuter le rôle que l'on peut attribuer aux rectites, dans la genèse des rétrécissements du rectum.

Signalons les lésions spéciales de la *rectite proliférante*, variété caractérisée par la présence d'un grand nombre de végétations sur la muqueuse rectale. Elles y sont irrégulièrement disséminées, et occupent le rectum, l'anus, et même quelquefois, la peau du périnée postérieur ; ce sont des végétations ressemblant à celles qui caractérisent le molluscum pendulum de la peau ;

c'est-à-dire des excroissances de volume variable, généralement en raison inverse de leur nombre ; d'abord sessiles, elles deviennent ensuite pédiculées, et sont de consistance molle, reposant sur une base souple, nullement indurée. Histologiquement, elles sont constituées par du tissu conjonctif plus ou moins sclérosé, revêtu par un épithélium pavimenteux stratifié. Signalons, dès maintenant, la coexistence fréquente de ces végétations et du rétrécissement ; les deux lésions représenteraient, pour M. Delbet, deux formes d'une même affection.

SYMPTÔMES. — 1° *Rectite aiguë.* — Elle s'annonce par des *douleurs* consistant, tout d'abord, en une simple sensation de pesanteur anale, à laquelle ne tardent pas à s'ajouter, le plus souvent, des douleurs véritables irradiées au coccyx, au périnée, à la face interne des cuisses. Ces douleurs présentent leur maximum pendant les défécations : souvent, même, existe du ténesme rectal, parfois accompagné de ténesme visical.

Les *troubles de la défécation* sont, d'ordinaire, très accentués ; ils consistent en une constipation exceptionnellement remplacée par une diarrhée vraie ; généralement, il ne s'agit que de fausses débâcles diarrhéiques, dues à l'existence d'un écoulement abondant, consistant en un liquide, tantôt clair visqueux, tantôt purulent. Il se produit seulement au moment des selles, qui sont recouvertes de glaires; dans les rectites très intenses, l'écoulement devient continuel, le malade perd continuellement des glaires même entre les selles.

Enfin, si la rectite est intense, elle peut s'accompagner de fièvre, avec état saburral des voies digestives.

L'inspection montre l'anus rouge : en faisant pousser le malade, on voit que la muqueuse est rouge, tuméfiée ; quelquefois, surtout chez l'enfant, elle est plus ou moins prolabée. La peau du périnée est, ordinairement, atteinte d'érythème intertrigineux, dû à l'irritation engendrée par le contact des glaires.

Le toucher, très douloureux, ne donne d'ailleurs pas de renseignements.

L'examen au *spéculum ani* montre la muqueuse rouge, œdématiée, sèche, ou couverte de pseudo-membranes, de glaires : souvent, elle présente des érosions.

Ces symptômes durent 7 à 8 jours, puis, ils disparaissent, à moins que la rectite aiguë ne se complique d'ulcérations ou de suppurations étendues ; enfin, la rectite peut passer à l'état chronique.

2° *Rectite chronique.* — Elle peut ne pas être précédée d'une phase aiguë; elle se reconnaît aux mêmes symptômes, mais, ordinairement, ils sont atténués : le toucher montre la muqueuse épaissie, sèche ; dans la rectite proliférante, le doigt reconnaît les végétations, dont l'inspection suffit généralement pour déceler l'existence.

La rectite chronique persiste indéfiniment, c'est une affection rebelle aux traitements.

En somme, les rectites sont, en général, d'un pronostic bénin ; cependant, signalons la possibilité de suppurations étendues, avec symptômes généraux graves, complications de voisinage, et même, infection veineuse, aboutissant à la pyléphlébite et aux abcès du foie.

La rectite chronique est gênante par son opiniâtreté, surtout extrême pour la variété proliférante; celle-ci peut amener des accidents ; les végétations, étranglées par le sphincter, se sphacèlent, ce qui peut être le point de départ de fissures, d'abcès périrectaux. Elles peuvent, aussi, provoquer des hémorragies anémiantes par leur répétition.

Traitement. — Il varie suivant la forme de la rectite.

Aux rectites aiguës, on oppose la médication antiphlogistique : repos au lit, bains de siège chauds et prolongés, légers purgatifs ; si la rectite est intense, on combat la douleur par des lavements laudanisés, des suppositoires belladonés ou cocaïnés; on tente la désinfection par l'iodoforme, en suppositoires, les irrigations antiseptiques; enfin, la dilatation anale a donné de bons résultats.

Le traitement est identique dans la rectite chronique ; il doit, seulement, être prolongé ; il est, souvent indispensable de mettre le malade au régime lacté absolu.

Les végétations repoussent après ablation. Aussi, lorsqu'elles deviennent par trop gênantes, est-on autorisé à exciser complètement la portion malade du rectum.

§ II. — Rectites spécifiques.

I. Blennorragie anale. — Elle n'est pas très rare ; elle est consécutive à la pédérastie, et, chez la femme, à la blennorragie vulvo-vaginale ou urétrale, le pus venant, pendant le décubitus, infecter la muqueuse anale.

Généralement, les signes sont ceux d'une rectite aiguë, parfois très intense; l'écoulement, d'abord laiteux, devient, en deux ou trois jours, purulent et très abondant; il est facile d'y trouver des gonocoques. D'après les examens histologiques faits par divers auteurs, il semble que le gonocoque demeure toujours superficiel, ne dépassant guère, en profondeur, l'épithélium.

Généralement limitée à l'anus, la blennorragie guérit bien par quelques soins de propreté ; cependant, elle peut s'étendre au rectum : elle est, alors, beaucoup plus intense, et engendre aisément une rectite chronique. On la combat par des irrigations rectales au sublimé, au permanganate à 1 p.

1000 ; plus tard, on emploie les lavages astringents au tannin ou à l'alun (1 p. 100). En cas de rectite chronique, on peut employer les injections de nitrate d'argent au vingtième ou au trentième.

II. Syphilis rectale et anale. -- La syphilis peut atteindre, à chacune de ses 3 périodes, le rectum et l'anus.

a) Chancre. — Il peut, surtout chez la femme, envahir l'anus ou le rectum.

A l'*anus*, le chancre peut occuper la peau du voisinage ; son aspect est, alors, celui d'un chancre banal, nous n'y insisterons pas. D'autres fois, il siège sur un des plis radiés ; il peut, alors, prendre un aspect fissuraire. Mais, en étalant la région, on voit qu'en réalité c'est bien une érosion arrondie, peu profonde ; l'induration est difficile à rechercher, en raison des dispositions anatomiques ; on trouve, en même temps, la pléiade des ganglions inguinaux. L'attention est attirée par la douleur qu'il cause, pendant la défécation. Enfin, le chancre anal peut siéger sur une hémorrhoïde : on a, alors, une induration massive, au sommet de laquelle se trouve la petite érosion du chancre.

Le *chancre rectal* est bien plus rare, lié à la pédérastie ; il occupe les trois ou quatre derniers centimètres de l'ampoule, et attire l'attention par des douleurs qui accompagnent la défécation, des écoulements glaireux, voire même sanguinolents. Au toucher, le doigt rencontre une érosion arrondie,

douloureuse, reposant sur une induration rénitente; on peut percevoir les ganglions sacrés engorgés (Quénu); d'ordinaire, les ganglions inguinaux sont, eux aussi, engorgés.

Le chancre du rectum et de l'anus est remarquable par sa longue durée (souvent plus de deux
mois), la fréquence des complications infectieuses
et la rareté du phagédénisme.

TRAITEMENT — Il est simple; il faut éviter la
constipation : on appliquera sur les chancres anaux
de la vaseline à l'iodoforme ou au calomel à 1 p.
10 ; pour les chancres rectaux, on peut les traiter
par l'introduction d'une mèche ne dépassant pas
le volume d'un porte-plume (Fournier), ou par
des lavages à l'eau chloratée au centième, faits
avec une sonde à double courant (Campenon).

b) Période secondaire. — On peut voir apparaître à l'anus des *plaques muqueuses*, vite irri-
tées, couvertes d'excoriations, voire d'ulcérations
véritables, d'où de fréquentes infections secondaires, aboutissant à l'hypertrophie des tissus
sous-jacents; après guérison, il peut rester des
saillies condylomateuses.

c) Période tertiaire. — On n'observe guère,
à l'anus, que des ulcérations qui suivent la direction des plis radiés, ne causent aucun trouble
fonctionnel, et sont rebelles même au traitement
spécifique. Aussi, dans certains cas, on est amené à
pratiquer leur excision, suivie d'autoplastie anale.

Dans le rectum, on a signalé quelques faits exceptionnels de gomme; ce qu'on observe généralement, ce sont des ulcérations, à bords taillés à pic, à fond grisâtre, reposant sur une base indurée. Elles peuvent devenir phagédéniques, et très étendues; en pareil cas, elles finissent, d'ordinaire, par déterminer un certain degré de rétrécissement.

Enfin, la lésion la plus intéressante est le *syphilôme ano-rectal*. A l'anus, il se présente sous forme de tumeurs condylomateuses, à base largement infiltrée, entourant complètement l'anus; au rectum, il transforme les parois du conduit, sur une longueur de plusieurs centimètres, en un cylindre rigide; nous aurons à revenir sur ces lésions, à propos du rétrécissement.

III. Tuberculose du rectum et de l'anus. — Elle peut produire des abcès périrectaux, dont nous nous occuperons plus loin; elle peut aussi occuper la peau ou la muqueuse.

Nous ne ferons que mentionner le *lupus* anal, tout à fait exceptionnel, et la *tuberculose verruqueuse de l'anus*, qui forme une série de petites tumeurs papillomateuses, à base indurée, et avec engorgement des ganglions inguinaux, pouvant en imposer pour un cancer, mais aisées à reconnaître à l'examen histologique, qui y montre des cellules géantes et des bacilles.

Enfin on peut voir, surtout chez l'homme, des *ulcérations tuberculeuses*, survenant chez des phtisiques avancés; elles ne causent qu'un peu de gêne locale, avec un léger suintement, et se présentent sous forme d'ulcérations de la marge de l'anus à bords irréguliers, polycycliques, à fond grisâtre, anfractueux, plus ou moins bourgeonnant et recouvert de débris caséeux; il suinte un écoulement peu abondant muco-purulent; enfin, on note l'adénite inguinale.

Ces ulcérations acquièrent une certaine étendue, empiétant d'ordinaire sur la muqueuse rectale; arrivées à un certain degré, elles cessent de s'accroître, et demeurent indéfiniment stationnaires, sans tendance à la guérison.

Anatomiquement, on trouve, au niveau du fond et des bords, de nombreux follicules tuberculeux.

Traitement. — On se bornera à un traitement palliatif, si le malade est un tuberculeux pas trop avancé; sinon il faut pratiquer l'extirpation au bistouri.

CHAPITRE II

SUPPURATIONS ANO-RECTALES

Nous décrirons d'abord les abcès péri-anaux et péri-rectaux, puis les fistules, qui en sont, si souvent, la conséquence.

§ Ier. — Abcès péri-anaux et péri-rectaux.

ÉTIOLOGIE. — Leur grande fréquence s'explique par la septicité de la portion terminale du tube digestif, ainsi que par les érosions fréquentes du rectum et de l'anus. Cependant, les suppurations péri-rectales ne sont pas toujours dues à une infection locale ; la région présente, au contraire, un terrain extrêmement favorable à la production d'abcès, au cours des diverses infections générales.

Les abcès péri-anaux et péri-rectaux sont infiniment plus fréquents chez l'homme que chez la femme.

PATHOGÉNIE. — On peut les diviser en deux grandes classes, d'après la nature de l'agent pathogène : tantôt il s'agit d'une suppuration banale due au streptocoque, au staphylocoque, au bacille ; d'autres fois on trouve le B. de Koch. Les abcès tuberculeux seraient, d'après M. Quénu, encore plus fréquents qu'on ne le croit : en effet, ils peuvent être méconnus, parce qu'ils représentent, parfois, la première manifestation de la bacillose, et que le bacille est, d'ordinaire, associé aux microbes banaux de la suppuration ; les abcès tuberculeux comprennent plus de la moitié des cas.

Pour M. Quénu, la voie suivie par les agents pathogènes serait surtout la voie lymphatique ; les germes viennent du rectum, de l'extérieur, des os ou des autres organes du petit bassin.

Symptômes. — On peut observer un phlegmon diffus et des suppurations circonscrites.

I. Phlegmon diffus. — Les suppurations diffuses s'observent, surtout, à la suite des grandes opérations sur le rectum, lorsque l'asepsie n'est pas suffisante, ce qui est fort difficile à obtenir dans cette région. Beaucoup plus rarement, elles relèvent d'une infection, d'abord localisée à la prostate, aux vésicules séminales, à l'utérus, ou bien d'un abcès circonscrit du creux ischio-rectal.

Cliniquement, on peut observer 3 variétés :

a) Périproctite septique. — Le lendemain de l'opération, le thermomètre est à 39°5 avec tous les signes d'une infection générale profonde, aboutissant rapidement à l'adynamie complète. Localement, la plaie est sale, grisâtre, avec des gaz fétides. Le malade succombe, emporté par la septicémie, du 2ᵉ au 10ᵉ jour. A l'autopsie, on trouve, outre les lésions viscérales de l'infection générale, un œdème diffus de tous les tissus du petit bassin, sans suppuration véritable.

Le traitement est, on le conçoit, uniquement préventif, le pronostic étant fatal, quoi qu'on fasse.

b) Phlegmon gangréneux. — Il s'observe beaucoup plus rarement; les signes sont ceux d'une infection générale intense ; localement, le malade éprouve des douleurs, une rétention d'urine invincible; rapidement, le périnée gonfle, devient énorme ; ce gonflement débute en arrière, contrairement à ce qui se passe dans l'infiltration d'urine, dont les autres symptômes sont fort semblables à ceux du phlegmon gangréneux; en effet, celui-ci aboutit rapidement à la gangrène ; il se produit des délabrements énormes, le périnée tout entier, le scrotum y compris, peut être sphacélé. L'infiltration s'étend même, parfois, beaucoup plus loin; dans un cas de M. Hartmann, elle atteignait tout le tissu sous-cutané, jusqu'aux aisselles.

c) Phlegmon ordinaire, avec *suppuration franche.* — On peut l'observer quelquefois; il diffère des suppurations localisées, uniquement par sa diffusion, et l'intensité des phénomènes généraux qui l'accompagnent. La mort est à peu près la seule terminaison dans tous les cas.

Aussi, le traitement devra-t-il être des plus énergiques; il faut débrider largement les tissus infectés, les désinfecter le mieux possible, et tonifier le malade.

II. Abcès circonscrits, *abcès tubéreux.* — Ils sont identiques à ceux de l'aisselle.

On désigne sous le nom d'*abcès phlébitique* la petite suppuration à laquelle donnent lieu les hémorrhoïdes enflammées et qui est remarquable par sa ténacité et sa tendance à la fistulisation.

Abcès sous-cutanés muqueux, ou *abcès de la marge de l'anus.* — Ils sont plus intéressants. Leur évolution peut être insidieuse chez les phtisiques avancés : nul symptôme n'attire l'attention avant la formation d'une fistule. Ordinairement, le malade éprouve une gêne considérable, qui devient douleur véritable à chaque défécation, à chaque effort; le malade ne peut s'asseoir, et doit rester couché sur le côté.

L'examen montre, sur un des côtés de l'anus, une tuméfaction rouge, chaude et douloureuse, empiétant, à la fois, sur le périnée et sur le canal anal; parfois, au début, l'abcès peut être uniquement sous-cutané; exceptionnellement, il est situé plus haut, sous la muqueuse du rectum. La tuméfaction grossit pendant quelques jours, se ramollit, et devient fluctuante, puis l'abcès s'ouvre, laissant à sa suite une fistule, ordinairement complète. Les symptômes généraux (fièvre légère et état saburral des voies digestives), qui existaient pendant la formation de l'abcès, disparaissent dès que le pus s'est fait jour au dehors.

TRAITEMENT. — Il est simple; il faut prévenir la fistule, en fendant le décollement sur toute sa hauteur, sans craindre d'intéresser le sphincter, puisque l'abcès est, tout entier, intra-sphinctérien.

Abcès du creux ischio-rectal. — Ils sont, ou bien superficiels, d'origine lymphangitique, ou bien profonds, consécutifs à un abcès de l'espace pelvi-rectal supérieur. Ils sont annoncés par une vive douleur, souvent de la rétention d'urine, et des symptômes généraux : fièvre, abattement, état saburral des voies digestives. L'examen montre, tout d'abord, une tuméfaction dure, profonde, très douloureuse, rénitente au palper bimanuel, c'est-à-dire combiné avec le toucher rectal. Bientôt, apparaît un gros œdème sous-cutané, dans lequel le doigt laisse son empreinte, puis, l'abcès devient superficiel, la peau rougit, la tuméfaction se précise et devient fluctuante, le pus ne tarde pas à s'écouler au dehors. Ces abcès sont graves; ils peuvent amener la mort par septicémie, surtout chez les cachectiques, tuberculeux ou cancéreux; ils peuvent fuser, soit vers l'espace pelvi-rectal supérieur, soit vers le périnée ou la région fessière; une fois ouverts, ils engendrent une fistule, dont la persistance peut amener une septicémie chronique; enfin, même après guérison, le malade reste exposé à des douleurs dues à de petites poussées inflammatoires ; la cicatrisation peut être vicieuse, produisant des dépressions prédisposées aux infections ultérieures ; enfin, nous aurons à discuter le rôle que peuvent jouer les brides cicatricielles dans la pathogénie du rétrécissement du rectum.

Abcès de l'espace pelvi-rectal supérieur. — Ils sont souvent dus à la suppuration de l'un des viscères du petit bassin autres que le rectum. Les symptômes sont ceux de l'abcès ischio-rectal profond : ils s'ouvrent dans le creux ischio-rectal ou le rectum, parfois les deux à la fois. Leur gravité est souvent extrême, car, même après ouverture, ils peuvent envoyer en divers sens des fusées purulentes, capables d'engendrer des complications locales, ou même la septicémie, alors que tout danger semblait conjuré.

M. Quénu décrit à part l'abcès compris entre les deux feuillets du méso-rectum, c'est l'*abcès rétro-rectal*.

Les abcès du creux ischio-rectal, et de l'espace pelvi-rectal supérieur, exigent une intervention rapide ; il ne faut point compter sur la résolution spontanée. On a discuté longtemps pour savoir s'il fallait fendre le rectum, en incisant le sphincter ; actuellement, il semble qu'on doive s'en abstenir ; il suffit d'inciser le périnée dans toute l'étendue de l'abcès ; lorsqu'on a besoin d'une grande ouverture, pour les abcès profonds, on la prolonge en arrière, sur les côtés du rectum, que l'on décolle sans l'ouvrir, comme le conseille M. Quénu.

§ II. — Fistules à l'anus.

Nous décrirons sous ce nom toutes les fistules contiguës au rectum, et indépendantes d'une lésion osseuse. Cependant, nous pensons devoir éliminer les fistules provenant des organes génitaux, et méritant une description spéciale, comme par exemple les fistules vagino-rectales, urétro et vésico-rectales.

Étiologie. — Bien plus fréquente chez l'homme que chez la femme, rares chez l'enfant et chez le vieillard, les fistules anales relèvent, dans un quart des cas, de la *tuberculose* ; on trouve, soit une phtisie pulmonaire avancée, soit une tuberculose localisée à l'un des organes du petit bassin.

Mais, dans la grande majorité des cas, les fistules sont la conséquence d'un abcès de la marge de l'anus. Diverses raisons ont été invoquées, pour expliquer la fistulisation des abcès de cette région : le défaut de rapprochement des parois, encore augmenté par les mouvements du rectum pendant la défécation ; la sinuosité des trajets, et, surtout, le voisinage du rectum. Pour M. Quénu, la raison principale est l'inoculation incessante de germes pathogènes, venus du rectum, soit qu'il y ait un orifice interne, soit même à travers les parois intactes de l'organe.

Souvent, les fistules sont en relation avec une affection chronique du rectum : hémorrhoïdes, rectite ulcéreuse, et, surtout, le rétrécissement et le cancer.

ANATOMIE PATHOLOGIQUE. — Les fistules à l'anus viennent, soit de l'espace pelvi-rectal supérieur, soit de l'espace pelvi-rectal inférieur : on les distingue en complètes, borgnes internes, borgnes externes. Nous allons dire en quoi consistent ces diverses variétés.

Mais il est préférable d'adopter une autre classification, basée sur le siège extra ou intra-sphinctérien des fistules, la conservation du sphincter représentant l'un des points qui dominent toute leur histoire pathologique. Nous décrirons donc deux sortes de fistules :

1. Fistules intra-sphinctériennes ou sous-muqueuses. — Le plus souvent, elles commencent par être *borgnes externes*, c'est-à-dire, ne présentant qu'un seul orifice : l'orifice cutané. Il se cache, ordinairement, sur les côtés de l'anus, très près de lui, parmi les plis radiés, et se présente sous forme d'un petit orifice, admettant à peine le stylet ; d'autres fois, surtout en cas de fistule tuberculeuse, l'orifice est plus vaste, à bords décollés, amincis ; parfois, il présente l'aspect caractéristique des fistules tuberculeuses ; c'est un orifice déchiqueté, à bord violacés, décollés, reposant sur une petite tumeur indurée, qui est une véritable tuberculide cutanée.

Le trajet, que l'on peut explorer au stylet, consiste en un décollement plus ou moins étendu et anfractueux.

Plus rarement, la fistule est, d'abord, *borgne interne*, c'est-à-dire ne présentant qu'un seul orifice, situé sur la muqueuse. Il est, généralement, situé immédiatement au-dessus des valvules semilunaires : c'est un petit orifice, malaisé à découvrir à cause de l'absence d'induration : parfois, cependant, il s'agit d'une véritable perte de substance, pouvant admettre l'extrémité du doigt.

Le trajet consiste en un décollement plus ou moins considérable, s'étendant au-dessus et au-dessous de l'orifice.

Généralement, les fistules, d'abord incomplètes, ne tardent pas à devenir complètes : elles présentent alors deux orifices, l'un cutané, l'autre muqueux, offrant les caractères précédemment décrits : ils peuvent être situés tous deux du même côté de la ligne médiane, ou entourer, plus ou moins complètement, le rectum, en fer à cheval ; alors, ils sont, l'un à droite, l'autre à gauche de la ligne médiane. M. Quénu a même signalé un cas de fistule bi-muqueuse.

Le trajet est souvent fort complexe, en Y, en V, avec des clapiers variables comme situation et comme étendue; il existe ordinairement, au-dessus de l'orifice rectal, un décollement sous-muqueux, de plusieurs centimètres d'étendue.

II. Fistules extra-sphinctériennes. — Elles occupent le tissu cellulaire périrectal.

Leur *orifice cutané* est, ordinairement, situé à plusieurs centimètres de l'anus; souvent il en existe plusieurs, disposés en pomme d'arrosoir. Ils reposent sur une base calleuse, indurée; autour, on constate de nombreuses cicatrices.

Le *trajet* varie, suivant que la suppuration vient du creux ischio-rectal, ou de l'espace pelvi-rectal supérieur. Dans le premier cas, il existe une vaste poche, irrégulière, anfractueuse, occupant la majeure partie du creux ischio-rectal.

Ordinairement incomplètes, de semblables fistules peuvent devenir complètes, et s'ouvrent dans le rectum, par l'intermédiaire d'un branchement horizontal, qui passe au-dessus du sphincter et de l'insertion rectale du releveur; ou, rarement, traverse le sphincter lui-même.

Les fistules de l'*espace pelvi-rectal supérieur*, beaucoup plus rares, présentent, outre la poche qui constitue celles du creux ischio-rectal, une autre poche plus ou moins étendue, située dans l'espace pelvi-rectal supérieur, et communiquant avec la précédente par un petit pertuis dont l'étroitesse est le principal obstacle à la guérison de ces fistules.

La poche supérieure peut être étendue, faire plus ou moins complètement le tour du rectum, dans lequel la fistule s'ouvre parfois. Ordinairement, la fistule demeure incomplète; il existe bien un orifice supérieur, mais il vient non du rectum, mais de la prostate ou des vésicules séminales, dont la suppuration est la cause habituelle des fistules de l'espace pelvi-rectal supérieur.

Tel est l'aspect macroscopique des fistules à l'anus; histologiquement, on constate l'existence d'une pyogène véritable, limitant toute l'étendue du trajet, et constituée par deux couches: l'externe, fibreuse, plus ou moins épaisse; l'interne, en voie de dégénérescence puriforme, c'est-à-dire constituée par du tissu de bourgeons charnus, en voie de nécrose, et avec de nombreux vaisseaux sanguins.

En cas de fistule tuberculeuse, on constate, dans la zone interne, des cellules géantes, ou même des tubercules.

Il est rare de constater des microbes (streptocoques, staphylocoques, B. de Koch) dans le pus, ou dans les parois des fistules anciennes qui tendent à devenir aseptiques, comme toutes les suppurations chroniques (Quénu).

Symptômes. — Nous conserverons la division qui a servi de base à notre étude anatomique, et nous décrirons deux variétés: les fistules extra et intra-sphinctériennes.

I. Fistules extra-sphinctériennes. — Elles sont consécutives à l'ouverture d'un abcès du creux ischio-rectal. Les phénomènes inflammatoires s'atténuent, la suppuration se réduit à un écoulement clair sans grandes douleurs.

C'est là tout le tableau symptomatique des *fistules borgnes externes;* elles demeurent très peu gênantes, en dehors des petites poussées inflammatoires, qui sont souvent très rares; mais, surtout en cas de fistule complète, les symptômes sont plus accusés.

Le malade se plaint d'une pesanteur continuelle au périnée; surtout dans la station assise, dans le décubitus, cet endolorissement augmente à chaque fatigue, et surtout à chaque défécation, si bien que certains malades se constipent volontairement, évitent tout écart, deviennent même parfois de véritables neurasthéniques.

A la douleur, se joint un écoulement minime, mais continuel; c'est un liquide glaireux, d'odeur infecte ; il est irritant, occasionne souvent de l'érythème, de l'intertrigo.

Diagnostic. — Il est, en général, facile; l'orifice, situé loin de l'anus, ne peut guère échapper au médecin. Mais encore faut-il se rendre compte du trajet et de la cause.

Le toucher rectal permet d'apprécier l'épaisseur des parois qui séparent le doigt d'un stylet, ou d'une sonde en gomme, introduit dans le trajet.

On explorera soigneusement celui-ci dans tous les sens, de manière à reconnaître les clapiers, si possible; une fistule du creux ischio-rectal est profonde de 5 à 8 centimètres; s'il s'agit d'une fistule provenant de l'espace pelvi-rectal supérieur, la sonde y disparaît tout entière.

Enfin, l'*origine* est facile à reconnaître, lorsqu'il s'agit d'une suppuration de la prostate, ou des vésicules, d'un abcès périrectal. Les fistules *ostéopathiques* seront reconnues à ce que le stylet file, loin du rectum, dont il tend à s'écarter ; on peut arriver sur un point osseux dénudé, friable, douloureux ; on explorera avec soin tout le squelette pelvien, recherchant, soit une ostéomyélite chronique, soit une tuberculose osseuse : souvent, l'élimination d'esquilles par le pus, ou l'aspect de l'orifice cutané reposant sur une base indurée, emportera le diagnostic.

Ainsi caractérisées, les fistules extra-sphinctériennes évoluent lentement, demeurent très longtemps stationnaires. De temps en temps, après une marche prolongée, une fatigue, surviennent de petites poussées inflammatoires ; l'écoulement se tarit, mais la région devient douloureuse, rouge, empâtée : il existe un léger mouvement fébrile, bref, on a tous les signes d'un abcès périrectal : c'est qu'en effet ces poussées sont dues à la rétention momentanée du pus, par la fermeture prématurée de l'orifice externe, un étranglement cicatriciel du trajet, un corps étranger, l'excessif bourgeonnement de la paroi fistuleuse. D'autres fois, elles relèvent simplement d'une recrudescence de l'infection, occasionnée par la diarrhée, la malpropreté, le grattage, etc.

Quelle que soit leur cause, ces petites poussées inflammatoires ne durent que quelques jours, puis l'écoulement se rétablit, et tout rentre dans l'ordre.

Mais, parfois, surtout à ces moments, un orifice rectal peut se constituer : alors, les douleurs augment, les selles sont teintées par un pus sanieux d'odeur infecte ; parfois même, la fistule livre passage aux matières fécales. Ces signes montrent bien que la fistule est devenue complète.

Au contraire, l'issue de gaz par l'orifice cutané n'est pas un signe pathognomonique, car ils peuvent venir de l'extérieur, et sortir à chaque mouvement, ou lors du toucher rectal pratiqué dans le but de rechercher l'orifice interne. Celui-ci est situé dans les quelques centimètres qui précèdent l'anus : parfois, il est malaisé à percevoir, l'injection de liquides colorés, ou l'exploration à l'aide du spéculum ani, deviennent nécessaires pour le déceler.

II. Fistules intra-sphinctériennes. — Seuls les signes physiques diffèrent essentiellement.

L'orifice externe peut être malaisé à reconnaître, caché parmi les plis radiés : le doigt, promené sur eux, perçoit une induration : la pression exercée sur le trajet fistuleux fait sourdre une goutte de pus.

L'*orifice interne* est fort difficile à trouver, le doigt sent parfois une perte de substance, une induration ; plus souvent, un point douloureux fixe. Mais il faut un examen attentif, avant de conclure à l'existence d'une fistule borgne externe ; dans les cas douteux, on pratiquera l'examen au spéculum ani, et l'injection d'un liquide coloré dans le trajet.

La fistule reconnue, il faut chercher à évaluer la longueur et les sinuosités de son trajet, l'étendue des décollements.

TRAITEMENT. — Il faut toujours opérer les fistules, sauf chez les tuberculeux trop avancés, car, s'il est vrai que la fistule ne constitue qu'exceptionnellement un danger, c'est une affection insupportable, et dont la guérison spontanée ne s'observe pour ainsi dire pas.

L'intervention sera précédée d'une purgation et de lavements ; avant l'opération, on constipe le malade.

Les fistules intra-sphinctériennes doivent être incisées sur toute la longueur de leur trajet, même si elles sont borgnes. Pour cela, on fend les tissus au bistouri, sur un stylet introduit dans la fistule. On transforme, ainsi, celle-ci en une plaie ouverte qui guérira en quelques semaines, si l'on a soin d'inciser, et de détruire, à la curette ou au thermo-cautère tous les tissus malades. On a même pu, quelquefois, obtenir la réunion par première intention.

Quant aux fistules extra-sphinctériennes, il vaut mieux, si cela est possible, se dispenser de diviser le sphincter, cette pratique pouvant amener l'incontinence. On se bornera, alors, à débrider largement les tissus, en agrandissant l'orifice cutané, et, s'il y a lieu, le point rétréci qui existe au niveau du releveur de l'anus.

La cicatrisation sera aidée par des attouchements au chlorure de zinc.

CHAPITRE III

FISSURE A L'ANUS

DÉFINITION. — On désigne sous ce nom toute ulcération située au niveau des plis radiés qui entourent l'anus; de semblables ulcérations s'accompagnent de la contracture du sphincter.

ÉTIOLOGIE ET PATHOGÉNIE. — Lorsqu'on étale l'ulcération, on s'aperçoit que son aspect fissuraire est dû au rapprochement des plis radiés; en réalité, il s'agit d'une ulcération banale, arrondie ou ovalaire, généralement peu profonde. L'étiologie des fissures est donc celle des ulcérations ano-rectales, en général; elles sont dues à une inflammation banale ou spécifique (syphilis, chancre mou), à une brûlure, un traumatisme quelconque. Ordinairement, il s'agit d'adultes constipés, chez lesquels la dureté des matières fécales semble jouer un rôle : on l'observe encore chez les nourrissons constipés.

Ce qui place à part la fissure, et la distingue des autres ulcérations ano-rectales, dont nous ne nous occuperons pas, c'est la *contracture du sphincter*. On l'expliquait autrefois par la mise à nu et l'irritation des terminaisons nerveuses, particulièrement abondantes au niveau de la ligne ano-cutanée; M. Quénu n'a rien trouvé de semblable ; ses examens histologiques lui ont permis de constater, au-dessous de l'ulcération, des *lésions névritiques;* ces lésions rendent compte des douleurs qui persistent parfois, même après la cicatrisation complète de la fissure.

SYMPTÔMES ET DIAGNOSTIC. — La fissure est caractérisée par des crises douloureuses survenant *après la défécation,* ce qui est absolument caractéristique (Tillaux).

Suivant l'intensité des douleurs, on peut, avec Gosselin, les diviser en *fissures tolérantes* et *fissures intolérantes*.

Les premières sont, comme leur nom l'indique, peu douloureuses : après chaque selle, le malade ressent, pendant quelques minutes, une légère douleur ne l'empêchant pas de marcher.

Tout autre est le tableau des fissures intolérantes. Pendant la défécation, le malade éprouve une sensation de déchirure, qui croît pendant les minutes suivantes, pour acquérir une intensité atroce, angoissante, parfois syncopale. C'est une sensation de brûlure, semblable à celle que produirait l'introduction d'un fer rouge; elle irradie à la vessie, provoquant de la rétention d'urine, parfois de l'incontinence.

Cette douleur s'accompagne, parfois, de convulsions chez l'enfant. Elle dure de 2 à 4 heures; certains malades souffrent d'une manière presque continuelle, avec des paroxysmes amenés par la marche, par le moindre mouvement.

Elle se reproduit, surtout, à chaque défécation, aussi, s'il s'agit d'un enfant, il évite de pousser; parfois on n'obtient de selles qu'à l'aide de lavements. Les adultes emploient tous les moyens pour augmenter encore leur constipation, ils vont même jusqu'à restreindre leur alimentation. On conçoit que, dans les cas intenses, les malades arrivent à un certain degré d'affaiblissement et de neurasthénie.

La fissure est aisée à reconnaître, grâce aux crises douloureuses; souvent, on sera mis sur la voie du diagnostic par un léger écoulement de sang rouge se produisant à chaque défécation.

Cependant, une douleur semblable pourrait être due à une *simple névralgie;* aussi doit-on, toujours, constater *de visu* la fissure. Pour cela, on fait coucher le malade sur un côté; la jambe reposant sur le lit est étendue, l'autre repliée; ainsi, les fesses s'écartent, et on aperçoit l'anus. Souvent, la fissure est cachée au fond d'un des plis radiés; on la cherche en promenant doucement le doigt autour de ce dernier; le point malade est indiqué par une vive douleur occasionnant un mouvement de retrait et la contracture du sphincter; souvent la partie inférieure de la fissure est marquée par une petite excroissance en forme de tubercule.

La fissure apparaît en écartant doucement les plis radiés ; dans les cas où la douleur est très intense, on l'atténue par des injections de cocaïne. La fissure siège, ordinairement, au voisinage de la commissure postérieure ; c'est une petite ulcération arrondie, à bords rouges, à fond grisâtre.

Ses caractères objectifs varient suivant sa nature :

La *fissure blennorragique* est caractérisée par un écoulement abondant, dans lequel on trouve des gonocoques :

L'ulcération tuberculeuse s'étend au delà des plis radiés, vers la marge de l'anus ; elle est profonde, à bords décollés ;

Le *chancre fissuraire* et les *plaques muqueuses fissuraires* sont peu douloureux ; la douleur serait surtout vive la nuit ;

Le *chancre mou*, peu douloureux, est caractérisé par sa forme irrégulière, ses bords décollés, et son écoulement abondant, dans lequel on trouve le B. de Ducrey ;

Enfin, les *fissures d'origine hémorrhoïdaire*, très fréquentes, se reconnaissent à la présence d'hémorrhoïdes, et à l'abondance des hémorragies.

PRONOSTIC. — Il varie suivant chaque cas. Les fissures tolérantes méritent à peine le nom de maladie ; parmi les fissures intolérantes, les unes cèdent à quelques soins de propreté, et à une hygiène faisant disparaître la constipation; d'autres durent des années, avec des rémissions.

Même après guérison apparente, on observe de fréquentes récidives.

TRAITEMENT. — On peut essayer, tout d'abord, un traitement médical, dirigé surtout contre la constipation. Localement, on fera des attouchements, soit avec des liquides astringents (solutions de tanin, ratanhia), soit avec des caustiques, tels que le nitrate d'argent; ces moyens réussissent surtout chez les enfants.

Lorsqu'ils échouent, on aura recours soit à la *dilatation digitale de l'anus*, soit à l'incision profonde de la fissure préconisée par Hilton. Ses résultats ne sont pas supérieurs à ceux de la dilatation.

CHAPITRE IV

HÉMORRHOÏDES

DÉFINITION. — Ce sont les *varices des veines ano-rectales;* on les divise en *externes,* ou extra-sphinctériennes, et *internes,* situées au-dessus du sphincter.

SYMPTÔMES. — Ils varient suivant que les hémorrhoïdes sont *externes* ou *internes.*

I. **Hémorrhoïdes externes.** — *a)* En dehors des crises, elles ne causent que quelques démangeaisons, une légère cuisson de l'anus, une certaine gène après les défécations. L'inspection montre, tout autour de l'anus, une série de petites tumeurs irrégulières, molles, plissées; si on prie le malade de faire effort, elles deviennent plus grosses, dures, tendues, légèrement violacées; ces tumeurs, réductibles à la pression, ont pour caractère essentiel d'être tout entières implantées au-dessous du sphincter; elles peuvent être recouvertes par la peau seule, ou par un revêtement cutanéo-muqueux.

b) Tôt ou tard, surviennent les *crises hémorrhoïdaires.* Elles sont généralement provoquées

par une période de constipation anormale, par
une fatigue, des excès. Les hémorrhoïdes deviennent alors douloureuses ; le malade se plaint d'une
douleur pungitive, avec sensation de battements,
de corps étrangers ; elle est continue, gênant la
marche, la station assise ; la nuit, les douleurs
augmentent, produisant l'insomnie, avec agita-
tion. Mais, surtout, les douleurs s'accroissent
considérablement à chaque défécation, qui peut
devenir un véritable supplice. Bientôt, le sphincter se contracture ; les douleurs augmentent encore, s'accompagnent de fausses envies d'aller à
la selle ; on peut observer de la dysurie avec
lumbago.

Dans les cas intenses, les crises hémorrhoïdaires
s'accompagnent d'un léger embarras gastro-intes-
tinal avec fièvre légère, de bouffées congestives
avec bourdonnements d'oreilles, vertiges. Mais,
souvent, la crise est moins forte, et se réduit à une
simple exaspération des douleurs, très supportable,
sans phénomènes généraux.

L'inspection, pratiquée pendant les crises, montre que les hémorrhoïdes sont distendues, rondes,
lisses, atteignant parfois le volume d'une cerise,
ou d'une châtaigne ; le palper, qui est extrêmement douloureux, les montre distendues, prêtes à
crever, il peut y avoir une légère rougeur, autour
de leur base.

Les crises hémorrhoïdaires durent quelques

jours, puis disparaissent, soit par résolution, soit par rupture, donnant lieu à une petite hémorragie qui se produit, en général, pendant la défécation. Enfin les hémorrhoïdes enflammées peuvent s'infecter, elles s'ulcèrent alors ; l'ulcération persiste indéfiniment, ou même engendre une fistule.

II. Hémorrhoïdes internes. — *a*) Elles demeurent latentes, pendant un temps plus ou moins long, ou bien causent, simplement, un peu de pesanteur, surtout quand le malade est constipé ; puis elles révèlent leur présence par des *hémorragies*, qui en sont le symptôme essentiel ; c'est lui qui a valu son nom à la maladie. Ces hémorragies se produisent après la défécation ; elles sont, souvent, précédées de symptômes congestifs : pesanteur plus grande au périnée, fausses défécations, bouffées de chaleur au visage, vertiges, pesanteur de tête ; le malade perd une à deux cuillerées d'un sang rutilant, qui, selon l'expression de Lasègue, « arrose les matières » sans s'y mêler. L'hémorragie amène un soulagement immédiat en faisant disparaître les symptômes congestifs, aussi, certains malades les provoquent artificiellement.

La répétition des hémorragies est des plus variables. Tantôt, elles ne se produisent que trois ou quatre fois par an, à l'occasion d'excès ; ces hémorragies, pour ainsi dire accidentelles, tiennent à des poussées fluxionnaires, et n'ont pas grande importance. Parfois, au contraire, les hémorragies sont très fréquentes, voire même quotidiennes ; elles arrivent alors à anémier profondément les malades. En ce cas, il semble que l'on puisse invoquer la *transformation angiomateuse des varices*, qui, d'après M. Quénu, serait la principale cause des hémorragies ; d'après cet auteur, le toucher rectal montre, souvent, une friabilité extrême des tissus morbides, qui saignent au moindre attouchement. Enfin, quelquefois, les hémorragies sont rendues plus faciles par l'ulcération des hémorrhoïdes ; on peut la constater au toucher rectal.

En cas d'hémorrhoïdes internes *non providentes*, l'inspection est négative, ou montre des hémorrhoïdes externes. Le *toucher rectal* est, lui aussi, bien souvent négatif, surtout en dehors des poussées fluxionnaires. Cependant, on sent le rectum comme capitonné, ses parois sont molles, irrégulièrement turgescentes. En priant le malade de pousser, comme pour aller à la selle, on rend les sensations plus nettes ; il devient alors possible d'apprécier le nombre et le degré des dilatations variqueuses.

Les hémorrhoïdes internes demeurent plus ou moins longtemps en cet état, mais, souvent, elles finissent par devenir *providentes*, c'est-à-dire par faire issue hors du sphincter. La providence se produit au moment des efforts de défécation : l'hémorrhoïde sort, formant à l'anus une petite tumeur violacée, lisse, tendue, aisée à distinguer des hémorrhoïdes externes, parce qu'elle est, tout entière, recouverte par la muqueuse, et occupe le centre de l'orifice anal ; la procidence s'accompagne d'une sensation de corps étranger, amenant des efforts d'expulsion, et la contracture du sphincter ; aussi, les hémorrhoïdes procidentes sont-elles très douloureuses, et ont tendance à augmenter de plus en plus. Cependant, le malade apprend vite à rentrer ses hémorrhoïdes : la réduction est, d'ailleurs, souvent spontanée ; enfin, quelquefois, elle est facilitée par la rupture de l'hémorrhoïde distendue, dont le contenu se vide par hémorragie.

b) Mais, quelquefois, surviennent des accidents *d'étranglement.* Le sphincter se contracture sur des hémorrhoïdes procidentes, de manière à rendre impossible leur réduction. La distension atteint alors son maximum, pendant que les douleurs deviennent, rapidement, atroces. Le malheureux patient reste couché sur le côté, n'osant faire un mouvement, par crainte de réveiller la douleur ; malgré son immobilité, il souffre nuit et jour, sans un instant de repos. Les douleurs augmentent encore à chaque défécation ; aussi le malade tâche de se constiper le plus possible, restreignant volontairement son alimentation. Le plus souvent, d'ailleurs, existe un certain embarras gastrique, parfois même un peu de fièvre. Les accidents d'étranglement durent plusieurs jours, puis se terminent par hémorragie, ou par gangrène. En ce cas, on voit apparaître, sur la tumeur hémorrhoïdaire, de petits points grisâtres, qui s'étendent, et deviennent de petites escarres noirâtres : celles-ci se détachent; au moment de leur chute, se produit une petite hémorragie. Parfois, l'hémorrhoïde procidente est, ainsi, éliminée tout entière : le sphacèle peut, dans ce cas, être suivi de guérison définitive.

Enfin, les hémorrhoïdes internes peuvent s'infecter, comme les externes : il en résulte une ulcération, qui tend à se fistuliser.

Marche et Pronostic. — L'évolution est des plus variables. Tantôt, les hémorrhoïdes persistent indéfiniment, sans être, jamais, la cause d'une gêne bien sérieuse ; d'autres fois, les crises fluxionnaires se répètent fréquemment; les hémorrhoïdes peuvent, alors, devenir une sérieuse maladie, exposant le patient à des accidents multiples : hémorragies anémiantes, suppurations intarissables. M. Quénu pense même que les hémorrhoïdes ne sont pas sans influence sur la genèse des fissures, du prolapsus, voire, même, de certaines altérations de la prostate, des plexus utéro-vaginaux, des veines ischiatiques, etc.

De plus, les hémorrhoïdes anciennes engendrent la *rectite hémorrhoïdaire*, caractérisée par un écoulement muco-purulent, très abondant, et des

plus irritants, avec une constipation opiniâtre et
des douleurs vagues, siégeant au périnée et irra-
diant dans la direction des nerfs du plexus lombaire
et sacro-coccygien ; d'après M. Quénu, les douleurs
névralgiformes seraient dues à la phlébite des
veines interstitielles des nerfs voisins du rectum.

Enfin, la rectite peut engendrer le *rétrécissement du rectum* ; celui-ci peut, aussi, succéder à
l'élimination par gangrène d'une grosse hémorrhoïde étranglée. Les *polypes*, qu'on trouve chez
les anciens hémorrhoïdaires, peuvent également
être dus, soit à la rectite, soit aux hémorrhoïdes
elles-mêmes.

Même en l'absence d'accidents, les hémorrhoïdes
constituent souvent une infirmité ; les hémorrhoïdes internes deviennent procidentes, d'une
façon permanente, grâce au relâchement du
sphincter : elles s'enflamment, alors, de façon
chronique, et finissent par constituer de véritables
tumeurs hémorrhoïdaires irréductibles, gênantes,
augmentant la rectite et les chances de suppuration.

Toutefois, la guérison spontanée peut s'observer,
surtout chez les vieillards. Certaines hémorrhoïdes
internes peuvent, nous l'avons vu, être éliminées
définitivement, après étranglement ; les autres
s'affaissent, à la longue, se plissent, s'indurent,
renferment même, parfois, des concrétions calcaires, véritables *phlébolithes ;* elles prennent

alors le nom de *marisques,* et deviennent complètement indolentes.

Nous voilà loin de l'ancienne opinion, qui faisait des hémorrhoïdes un brevet de santé et de longue vie. Notons, toutefois, cette remarque de Ball : en cas de cirrhose atrophique du foie, les hémorrhoïdes ont un avantage : celui de retarder l'apparition de l'ascite.

Diagnostic. — Reconnaître l'existence d'hémorrhoïdes est, en général, chose facile, surtout lorsqu'elles sont turgescentes. Les hémorrhoïdes externes forment des petites tumeurs irrégulières, réductibles, de consistance variable, suivant leur degré de réplétion ; elle augmente lorsque le malade fait effort. Lorsqu'elles sont indurées, on ne saurait les confondre avec le cancer ou les condylômes syphilitiques, qui reposent sur une base indurée ; au contraire, il est possible de confondre, au premier abord, de vieilles marisques avec des végétations banales, d'origine inflammatoire. Cependant, la distinction est des plus faciles à un examen plus attentif.

Les hémorrhoïdes internes ne passeront pas inaperçues, alors même qu'elles ne sont pas procidentes, si l'on prie le malade de faire effort pendant qu'on l'examine. On voit alors les hémorrhoïdes devenir turgescentes ; elles se présentent à l'anus, qu'elles franchissent parfois. Lorsqu'on est obligé, pour une raison ou pour une autre, d'examiner le malade sous le chloroforme, les hémorrhoïdes seront rendues évidentes par la dilatation de l'anus.

Lorsque les hémorrhoïdes sont procidentes, le diagnostic s'impose. Il nous suffira de mentionner le *prolapsus du rectum*, qui appartient aux sujets jeunes, forme un bourrelet annulaire, à peu près régulier, et au centre duquel on retrouve l'orifice anal.

Les *polypes du rectum* peuvent prêter davantage à la confusion; ils peuvent, comme les hémorrhoïdes, former une tumeur saillante à l'anus, et susceptible de s'étrangler; mais, en cas de polype, la tumeur est plus régulière, piriforme, n'augmentant pas lorsque le malade fait effort. Cependant, il faut se rappeler que le polype peut être masqué par des hémorrhoïdes.

Il est également aisé de reconnaître si les hémorrhoïdes sont *externes* ou *internes*. Le diagnostic repose, uniquement, sur le siège du point d'implantation, tout entier sous-sphinctérien, en cas d'hémorrhoïdes externes, et sus-sphinctérien, en cas d'hémorrhoïdes internes. Les deux coexistent souvent; il n'est pas rare de voir une ou plusieurs hémorrhoïdes internes procidentes, entourées d'une corolle d'hémorrhoïdes externes.

Enfin, les vieilles hémorrhoïdes peuvent être mixtes, c'est-à-dire, à la fois externes et internes;

leurs symptômes sont alors mixtes, comme leurs caractères anatomiques.

Enfin, reconnaître les hémorrhoïdes n'est pas tout; le point important consiste à savoir les rapporter à leur véritable cause.

ÉTIOLOGIE. — Aucune affection n'est plus commune. Presque aucune personne, de l'un ou de l'autre sexe, n'en est totalement dépourvue, surtout de 30 à 40 ans ; mais il semble que la genèse n'en soit pas toujours univoque ; de nombreuses causes ont été incriminées, pour expliquer leur production et leur fréquence. Nous pouvons diviser les hémorrhoïdes en deux groupes, d'après leur étiologie: les unes sont *symptomatiques* d'une affection du rectum, ou d'un autre organe; les autres sont dites *idiopathiques* ou *diathésiques*.

I. Hémorrhoïdes symptomatiques. — Elles peuvent être engendrées par une affection du rectum ou d'un autre organe.

1° *Affections du rectum*. — Les trois plus importantes sont : le cancer, la sténose, enfin les polypes, dont il faudra toujours rechercher les signes, lorsqu'on constate des hémorrhoïdes.

Le prolapsus, les rectites chroniques peuvent s'accompagner d'hémorrhoïdes.

2° *Affections d'autres organes*. — On a surtout incriminé les affections pelviennes, surtout les tumeurs, comme toutes celles de l'utérus, ou de ses annexes. La grossesse elle-même s'accompagne, au dire de M. Budin, de varices, dans le tiers des cas; encore, les hémorrhoïdes sont-elles moins fréquentes que les varices des membres inférieurs. Les hémorrhoïdes sont fréquentes chez les prostatiques, les urétraux; on les observe dans les affections inflammatoires de l'utérus et de ses annexes.

Plus rarement, on a invoqué la compression de la veine cave ou des veines mésentériques par des ganglions mésentériques augmentés de volume, ou par le péritoine enflammé chroniquement.

Enfin, parfois, on peut invoquer un trouble, soit de la circulation porte (maladies du foie, et surtout les cirrhoses atrophiques), soit de la circulation générale (affections cardiaques, rénales).

II. **Hémorrhoïdes diathésiques.**— Bien souvent, on ne trouve aucune de ces causes; alors, les hémorrhoïdes sont rapportées à une diathèse; elles seraient l'apanage des arthritiques, des obèses; on les observe, principalement, chez les constipés, ou chez les gros mangeurs, sujets, dit-on, à la pléthore dans la circulation porte; l'influence d'une vie trop sédentaire, de stations assises trop prolongées, est indiscutable.

PATHOGÉNIE. — Jusqu'en ces derniers temps, deux théories se disputaient la faveur des médecins : la théorie congestive et la théorie mécanique.

La *théorie congestive* fut émise par Stahl, à la fin du xviiie siècle. Elle attribue les hémorrhoïdes à des poussées congestives du rectum, occasionnées par les efforts, les règles, les excès vénériens, la constipation, les affections inflammatoires du petit bassin, etc.

La *théorie mécanique* fut opposée par Gosselin, à la précédente; les hémorrhoïdes seraient dues à une gêne de la circulation veineuse, due à une affection organique du rectum, à sa compression par une tumeur pelvienne, à toute cause de stase dans la circulation des veines porte ou cave inférieure. Les affections des voies urinaires agiraient, comme la constipation, l'asthme, l'emphysème, par le mécanisme de l'effort, qui, pour Duret, amènerait l'hypertension dans les veines hémorrhoïdaires, par suite de la compression exercée par le sphincter contracturé, sur les veines qui le traversent.

Mais cette théorie est insuffisante ; elle ne rend pas compte de l'action, pourtant réelle, des inflammations chroniques, rectales et périrectales ; les explications anatomiques de Duret ont été combattues par Allingham, et divers anatomistes, parmi lesquels M. Quénu. On sait actuellement, que les anastomoses trans-sphinctériennes ne sont pas les seules qui unissent la veine cave à la veine porte ; leur compression par les contractions du sphincter est, en plus, très hypothétique.

Aussi, on tend, actuellement, à reléguer au second plan, toutes ces causes ; insuffisantes par elles-mêmes, elles ne deviennent suffisantes que si les veines rectales sont atteintes de *phlébite chronique*. Cette théorie a été proposée par M. Quénu; pour cet auteur, il y aurait même lieu de se demander si certaines affections inflammatoires, atteignant la prostate, l'urètre, ou l'utérus, ne doivent pas être considérées comme l'effet, et non la cause, des hémorrhoïdes.

ANATOMIE PATHOLOGIQUE. — 1° *A l'autopsie*, les hémorrhoïdes internes sont peu apparentes; on ne les voit bien qu'après injection; on aperçoit, alors, sur le réseau que forment les veines hémorrhoïdales, une série de dilatations ampullaires, plus ou moins volumineuses, disposées en grappe de raisin, sur les 8 ou 10 derniers centimètres du rectum.

Au contraire, les hémorrhoïdes externes se présentent comme de petites tumeurs, recouvertes d'une peau épaissie, indurée, reposant sur un tissu cellulaire hypertrophié, disposé en lames fibreuses, entre lesquelles peuvent apparaître de véritables bourses séreuses accidentelles. Au milieu de ces tissus chroniquement enflammés, les veines se présentent flexueuses, serpentines, avec de nombreuses ondulations ampullaires, ou fusiformes, de volume variable; leurs parois sont indurées, épaissies, avec, par places, des concrétions calcaires, dans les cas anciens.

Tout d'abord, les hémorrhoïdes représentent

donc des dilatations isolées ; plus tard. elles se réunissent, et arrivent à constituer un tissu spongieux, véritable tissu pseudo-érectile. A ce moment, les parois veineuses,affaiblies et distendues. cèdent par places ; le sang s'épanche dans le tissu fibreux, et y forme des kystes sanguins, qui, à la longue, subissent la transformation fibreuse, ou calcaire.

Enfin, dans les vieilles hémorrhoïdes, l'inflammation chronique aboutit à une sclérose massive, atteignant à la fois, les veines, et les tissus ambiants : aussi, les marisques sont-elles constituées uniquement par du tissu de sclérose, avec atrophie des veines, primitivement dilatées.

2° *Histologiquement*, les lésions sont identiques à celles qui constituent les varices ; c'est-à-dire que l'on constate une phlébite, débutant par l'endoveine (Quénu), mais dont la lésion dominante est l'atrophie de la tunique musculaire, bientôt remplacée par un tissu d'inflammation chronique, c'est-à-dire, tout d'abord, par un amas d'éléments embryonnaires, puis, par du tissu de sclérose. Ainsi affaiblies, les veines se laissent peu à peu distendre ; il est vraisemblable que la formation de paquets hémorrhoïdaires, ayant un aspect pseudo-érectile, est due à la dilatation des *vasa-vasorum*, atteints secondairement par l'inflammation.

M. Quénu pense que les poussées fluxionnaires

sont dues à des poussées de phlébite, produites par de petites thromboses infectieuses ; le germe pathogène serait surtout le B. coli.

TRAITEMENT. — I. *Traitement médical.* — Il consiste, surtout, en soins hygiéniques ; combattre la constipation, maintenir l'anus propre, par des lavages fréquents, dans le but d'empêcher l'infection.

On connaît l'insuccès des diverses substances médicamenteuses dont l'ingestion a été préconisée contre les hémorrhoïdes ; la plus connue est l'*hamamelis virginica*, dont l'efficacité est plus que douteuse.

II. *Traitement chirurgical.* — Certains accidents nécessitent une intervention immédiate *palliative* :

Les douleurs et l'étranglement cèdent momentanément à la *dilatation* ;

Les hémorragies nécessitent l'emploi de moyens hémostatiques, dont le plus efficace est, pour M. Quénu, la *cautérisation au galvano-cautère*.

Enfin, lorsque les hémorrhoïdes sont gênantes par leur procidence, par les douleurs ou les accidents qu'elles occasionnent, on peut être amené à tenter un *traitement curatif*, à moins que les hémorrhoïdes ne soient symptomatiques d'une affection plus importante, dont le traitement passe au premier plan.

Les *méthodes modificatrices* (cautérisations à

l'acide nitrique, injections de substances diverses, par exemple, la glycérine phéniquée, en Amérique) sont généralement délaissées; toutefois, l'*électrolyse* peut rendre des services, lorsqu'on est décidé à ne pas pratiquer d'opération.

Les *méthodes destructives* seront surtout employées; on peut pratiquer, soit la *ligature* suivie ou n a d'*excision*, soit la *cautérisation ignée*, combinée ou non, à l'*écrasement*, comme le proposait surtout Richet, soit, enfin, l'*excision au bistouri*. Whitehead excise, complétement les hémorrhoïdes et la muqueuse qui les recouvre; pour obtenir plus aisément la réunion par première intention, M. Quénu incise simplement, au-dessous des hémorrhoïdes, décolle la muqueuse sur toute l'étendue des hémorrhoïdes, excise celles-ci aux ciseaux, sans intéresser la muqueuse, puis suture les deux lèvres de son incision.

CHAPITRE V

PROLAPSUS DU RECTUM

DÉFINITION. — C'est l'issue par l'anus d'une portion plus ou moins considérable du rectum.

ANATOMIE PATHOLOGIQUE. — On distingue deux variétés de prolapsus ; le prolapsus de la muqueuse seule, la chute ou l'invagination du rectum entier.

I. Prolapsus de la muqueuse. — C'est une affection spéciale à l'enfance. Une portion, ordinairement faible, de la muqueuse fait saillie à l'anus soit sur une partie, soit sur toute l'étendue de son pourtour. La portion prolabée atteint quelques centimètres de longueur seulement ; la muqueuse est légèrement tuméfiée.

II. Prolapsus total. — Il intéresse toutes les tuniques du rectum, dont une portion plus ou moins considérable se retourne en doigt de gant. Lorsque la descente est peu considérable, la portion infra-péritonéale seule est prolabée ; dans le cas contraire, la partie antérieure descend beaucoup, formant une tumeur grosse comme une orange ; le cul-de-sac péritonéal se trouve entraîné, et, parfois, avec lui, les anses intestinales, ou l'utérus qui viennent faire hernie à l'anus : en arrière, au contraire, le rectum est retenu par son méso, aussi la partie postérieure du prolapsus demeure toujours très courte; l'orifice n'est pas central, mais attiré en arrière, et déformé, en forme de fente, de fer à cheval.

Dans le prolapsus ordinaire, le rectum est retourné immédiatement au-dessus de l'anus, le prolapsus se continue directement avec la peau. Quelquefois, le prolapsus n'intéresse que la partie supérieure du rectum, sa partie sphinctérienne demeurant en place; il s'agit alors, d'une véritable *invagination du rectum*, identique à l'invagination intestinale.

ETIOLOGIE. PATHOGÉNIE. — Le prolapsus est rare puisqu'il ne se rencontre qu'une fois sur 75 maladies du rectum.

Il est surtout fréquent chez l'enfant, ce qu'on attribue à la laxité plus grande de la sous-muqueuse, permettant le prolapsus de la muqueuse seule, à l'étroitesse du bassin; le sacrum est moins courbé, et le rectum plus vertical que chez l'adulte; la principale cause est l'hygiène déplorable, et la constipation, si fréquente chez les jeunes enfants, La principale cause du prolapsus est *l'affaiblissement du plancher périnéal et du sphincter* : aussi le prolapsus s'observe surtout chez les arthritiques à tissus flasques : les rectites, la diarrhée chronique y prédisposent. Mais, souvent, le prolapsus se produit chez des individus robustes, à périnée et à sphincter énergiques. Aussi, Gérard-Marchand distingue un prolapsus *par faiblesse*, et un prolapsus *par force*. Ce dernier est surtout dû aux efforts, nécessités par l'emphysème pulmonaire, les bronchites chroniques, les affections sténosantes du rectum, etc. ; on comprend comment le prolapsus est plus fréquent chez le vieillard que chez l'adulte.

Nous n'insisterons pas sur *l'invagination du rectum*, identique aux autres invaginations intestinales.

Symptômes. — Notre description anatomique nous permettra d'être bref.

I. Prolapsus de la muqueuse. — Il apparaît comme un bourrelet rouge, humide, plissé transversalement, faisant une saillie variable à l'anus, qu'il entoure plus ou moins complètement. Il est, le plus souvent, réductible spontanément, et rentre après la cessation des efforts de défécation. On peut apprécier, par le palper, la minceur des parois, uniquement constituées par deux muqueuses adossées.

II. Prolapsus complet. — Il offre le même aspect, seulement, la tumeur est plus grosse : chez l'adulte, elle peut atteindre et dépasser le volume d'une tête de fœtus. Il est facile, en introduisant un ou plusieurs doigts dans l'orifice, d'apprécier l'épaisseur des parois, formées par toutes les tuniques du rectum; on peut, quelquefois, soupçonner le prolapsus du cul-de-sac péritonéal; au contraire, l'*hédrocèle*, ou hernie viscérale dans le cul-de-sac prolabé est facile à constater.

L'invagination se reconnaît à l'existence d'un sillon, profond de quelques centimètres seulement qui sépare la tumeur des parois du canal anal.

Le prolapsus demeure longtemps réductible, en raison du relâchement habituel du sphincter; toutefois, surtout, chez l'adulte, il peut devenir *permanent*, gênant la marche par son volume. En outre, il se complique, ordinairement, d'hémorrhoïdes et de rectite, d'où la fréquence d'hémorragies, d'écoulements glaireux irritants, amenant la production d'érythème, d'intertrigo, d'ulcérations au niveau du prolapsus. D'ordinaire, existe, en outre, une *incontinence absolue*.

Parfois, lorsqu'il s'agit d'adultes à sphincter vigoureux, celui-ci se contracture sur le prolapsus et l'étrangle. Les phénomènes qui en résultent sont identiques à ceux de l'étranglement hémorrhoïdaire, aussi n'y reviendrons-nous pas; seulement, ils sont loin d'avoir la même bénignité; les accidents se terminent, le plus souvent, par la mort, lors de la chute de l'escarre; l'étranglement détermine, parfois, des accidents d'occlusion intestinale; signalons, enfin, la possibilité de l'étranglement d'anses intestinales herniées et entraînées avec le prolapsus.

L'affection, assez bénigne chez l'enfant, doit donc être considérée comme grave chez l'adulte, en raison de sa ténacité et des complications auxquelles elle peut donner naissance.

Diagnostic. — Il s'impose le plus souvent ; nous ne reviendrons pas sur les caractères qui permettent la distinction d'avec des *hémorrhoïdes procidentes*; les deux coexistent, d'ailleurs, fréquemment.

Les *polypes du rectum* forment une tumeur pédiculée, framboisée, sans orifice central.

Traitement. — I. *Traitement médical.*

Il suffit chez les enfants.

Les indications sont de combattre la constipation, de diminuer les efforts en faisant coucher l'enfant sur le côté, au moment de la défécation; les injections astringentes (ratanhia, tanin, cachou, strychnine, ergotine) n'ont qu'une action médiocre.

Lorsqu'on est amené à pratiquer une intervention chirurgicale, on se trouve devant un grand nombre de procédés, dont aucun n'est parfait.

On peut empêcher le glissement de la portion prolabée, en la striant de raies de feu longitudinales, puis, en faisant la réduction : on détermine un rétrécissement du rectum, par des excisions ou des sutures longitudinales ; M. Gérard-Marchand en diminuait la hauteur par des sutures, déterminant la formation de plis transversaux.

On a tenté la fixation du prolapsus, soit en suturant le rectum après réduction, au tissu cellulaire ischio-coccygien, soit en pratiquant la colopexie de Jeannel.

Enfin, on peut agir sur le périnée, par ano-périnéorrhaphie, après excision, d'un triangle ano-cutané.

Lorsque tous les moyens échouent, on en est réduit à conseiller le port d'un bandage.

CHAPITRE VI

RÉTRÉCISSEMENTS DU RECTUM

Définition. — On désigne sous ce nom toutes les diminutions du calibre du rectum, causées par une altération organique de ses parois.

Cette définition élimine :

1° Les rétrécissements congénitaux, dus à une malformation ;

2° Le spasme, toujours symptomatique, d'une lésion organique ;

3° Les rétrécissements périrectaux, dus à la rétraction de brides périrectales, coudant ou enserrant le rectum ;

4° Enfin, il est d'usage de distinguer le cancer des autres rétrécissements.

Étiologie. — Les rétrécissements, pris en bloc, ne constituent que 4 p. 100 des affections du rectum. Ils sont fréquents, surtout de 20 à 45 ans, chez la femme, ce qu'on tente d'expliquer en invoquant la stase continuelle, due aux menstruations et aux grossesses, la constipation habituelle, etc.

Pathogénie. — On peut diviser les rétrécissements en deux classes : 1° les rétrécissements cicatriciels ; 2° les rétrécissements inflammatoires, dus à l'épaississement des parois rectales.

I. Rétrécissements cicatriciels. — Leur origine est nette, lorsqu'ils sont consécutifs, soit à un *traumatisme* accidentel (plaie, brûlure), soit à une *intervention chirurgicale* (ablation de cancer, d'hémorrhoïdes, opération de Kraske, non suivie de réunion par première intention), soit enfin à une lésion de la cloison vésico-vaginale, pendant *l'accouchement*.

II. Rétrécissements inflammatoires. — Il semblerait que certains rétrécissements inflammatoires doivent résulter de la cicatrisation d'une ulcération, telles que celles de la dysenterie, des rectites, mais ce mécanisme est rarement en cause ; toute autre est la pathogénie des rétrécissements inflammatoires.

Leur origine est des plus discutées.

a) Pendant longtemps, la *syphilis* a été niée, puis, on lui a attribué un rôle prépondérant dans la genèse des rétrécissements du rectum. En effet, 60 pour 100 des malades sont syphilitiques ; mais quand et comment agirait la syphilis ?

L'opinion de Gosselin, qui incriminait la rectite développée autour du chancre anal, est maintenant abandonnée. Il en est de même pour la théorie de Després, qui invoquait la rectite engendrée par

12.

des plaques muqueuses. Le professeur Duplay pense plutôt que le rétrécissement pourrait être causé pendant la période secondaire, par des syphilides ulcéreuses.

Actuellement, on rattache le rétrécissement à la période tertiaire de la syphilis. Exceptionnellement, il s'agirait d'une gomme; d'après le professeur Fournier, la grande cause serait un accident survenant 15 à 20 ans après le début de la syphilis, le syphilôme ano-rectal, néoplasme syphilitique, à tendance fibreuse et sténosante.

b) Tuberculose. — Elle a été considérée, tantôt comme fréquente, tantôt comme rare.

c) Enfin, actuellement, nombre d'auteurs mettent au premier rang les *rectites,* et surtout la *rectite proliférante.* Le professeur Duplay tend à assimiler le rétrécissement du rectum, à celui de l'œsophage ou de l'urètre, c'est-à-dire à en faire le résultat d'une lésion inflammatoire quelconque (rectite blennorragique, dysentérique, rectites banales).

ANATOMIE PATHOLOGIQUE. — Nous décrirons : 1° le rétrécissement; 2° les lésions du voisinage.

I. Rétrécissement du rectum. — Il varie d'aspect, suivant sa nature :

a) Sténose cicatricielle. — C'est une mince lame fibreuse, ordinairement non complètement cicatricielle, et située très près de l'anus, plutôt sur la paroi antérieure de l'ampoule. Elle peut amener une sténose très serrée, presque complète, comme dans le célèbre cas de Talma.

b) Rétrécissements inflammatoires. — Ils peuvent être multiples : ce qui, pour M. Berger, tiendrait à la cicatrisation de l'ulcération sus-jacente à la sténose, d'où production d'un nouveau rétrécissement, et ainsi de suite.

Ils occupent, ordinairement, la partie inférieure du rectum, celle qui est accessible au toucher, et s'étendent sur une hauteur de 4 à 6 centimètres en moyenne. Parfois, cependant, ils sont beaucoup plus étendus.

Leur forme est celle d'un cylindre rigide, dur, plus ou moins étroit : le point le plus resserré occupe la partie supérieure du rétrécissement, qui affecte, ainsi, la forme d'un entonnoir renversé.

La sténose apparaît constituée, lorsqu'on incise le rectum, par l'épaississement de la sous-muqueuse, qui peut atteindre 1 centim. Elle apparaît formée d'un tissu blanchâtre, résistant, fibreux d'aspect, adhérant intimement à la muqueuse, qui, d'ordinaire, demeure encore reconnaissable partout, sans aucune solution de continuité. Dans la profondeur, cette hyperplasie s'arrête souvent à la musculaire, dont les fibres longitudinales sont aisées à disséquer. Cependant on peut observer l'envahissement de tout. l'épaisseur des parois rectales, et même des tissus péri-rectaux.

Histologiquement, le tissu néoformé apparaît constitué par un tissu d'inflammation chronique, c'est-à-dire, par du tissu fibreux, contenant des traînées de cellules embryonnaires. L'épithélium de revêtement a subi la transformation en épithélium pavimenteux stratifié, comme cela s'observe, d'ailleurs, dans les rectites chroniques.

Enfin, quelquefois, il est possible de formuler le diagnostic de tuberculose, parce qu'au milieu des tissus atteints d'inflammation chronique on rencontre des tubercules, ou des cellules géantes ; quelquefois, la nature syphilitique du rétrécissement est démontrée par la présence de nodules embryonnaires périvasculaires, avec des lésions d'endartérite végétante, mais, le plus souvent, le microscope lui-même est impuissant à révéler autre chose que des lésions d'inflammation chronique banale.

II. Lésions de voisinage. — Au-dessus du point rétréci, on peut observer la dilatation engendrée par l'accumulation des matières, mais la lésion importante est la *rectite ulcéreuse* de Gosselin. La partie sus-jacente au rétrécissement est le siège de grandes ulcérations, qui, souvent, se fondent en une vaste perte de substance, occupant toute la périphérie du rectum, sur une hauteur de 12 à 15 centim. Elle est limitée supérieurement, par un bourrelet irrégulier, dû à l'hypertrophie des glandes.

Au-dessous, on trouve des lésions anciennes de rectite hypertrophique ou ulcéreuse, des hémorrhoïdes, les végétations qui caractérisent la rectite proliférante, enfin, des fistules et des lésions de périrectite calleuse.

Il n'est pas rare de constater une pelvi-péritonite chronique. Enfin, on a signalé la dégénérescence amyloïde du foie et des reins ; souvent, on constate diverses tuberculoses viscérales.

SYMPTÔMES. — 1° Le *début* est, ou complètement *insidieux*, ou bien marqué par l'apparition de phénomènes de rectite : pesanteur à l'anus, écoulement muco-purulent, souvent douloureux, alternatives de diarrhée et de constipation. Peu à peu, on arrive à la période de rétrécissement avéré.

2° A la *période confirmée*, l'attention est surtout attirée par une *constipation* de plus en plus opiniâtre, et rebelle à tous les traitements. Peu à peu, le malade en arrive à n'avoir plus qu'une selle tous les quatre ou cinq jours, voire, même, plus rarement ; on a cité des cas de malades n'ayant qu'une selle tous les mois, ou toutes les six semaines. Dans ces conditions, la constipation s'accompagne de douleurs véritables, irradiées à la verge, au scrotum, aux lombes ; chaque évacuation devient un véritable travail, nécessitant de violents efforts, l'introduction dans le rectum de corps étrangers.

Les matières sont dures, ovillées, souvent rubanées, aplaties, et comme passées à la filière ; ces divers aspects peuvent alterner chez le même malade, ce qui leur enlève toute signification pour le diagnostic du siège, ou du degré de la sténose.

Outre la constipation, on constate un *écoulement* muco-purulent, d'odeur infecte, généralement très abondant. Il est continuel, augmentant à chaque défécation ; parfois il devient tellement abondant qu'on croit à l'évacuation d'un abcès par l'anus (Quénu) ; on a même signalé de véritables vomiques ; lorsque l'écoulement est abondant, il peut occasionner de véritables débâcles pseudo-diarrhéiques. Cet écoulement est dû à la rectite.

Quelquefois, dit M. Quénu, lorsque la sténose transforme le canal anal en un conduit rigide, l'incontinence vient s'ajouter à la constipation.

De temps en temps, se produisent, chez certains malades, de véritables crises d'obstruction, avec arrêt complet des matières et des gaz: douleurs abdominales, ballonnement, dysurie, ou même anurie complète. Rarement, ces crises ont une terminaison fatale; elles se terminent, généralement, par une débâcle.

III. Période hectique. — Au bout d'un temps variable suivant l'intensité des symptômes, la coprostase finit par amener une sérieuse altération de l'état général ; les malades perdent l'appétit, digèrent mal, maigrissent peu à peu, prennent un teint terreux, et deviennent cachectiques. En même temps, ils tombent dans la neurasthénie, l'hypocondrie ; finalement, la fièvre hectique fait son apparition, indiquant l'éclosion d'une infection générale, souvent tuberculeuse ; les malades meurent dans le marasme, à moins qu'ils ne soient emportés par une complication.

COMPLICATIONS. — Les efforts de défécation peuvent produire des hernies, des hémoptysies, parfois, même, l'éclatement du rectum, suivi de péritonite généralisée. Cet accident redoutable est plutôt dû à des tentatives de dilatation du rétrécissement. Plus souvent, se développe une pelvi-péritonite chronique, latente, à moins qu'elle ne suppure, ce qui est rare.

Enfin, la rectite peut engendrer des suppurations locales, abcès, fistules, qui viennent hâter la terminaison fatale. Celle-ci peut être due au développement de la tuberculose pulmonaire.

DIAGNOSTIC. — La constipation attire l'attention ; on reconnaît qu'elle est due à une obstruction pelvienne, grâce au palper, qui permet de sentir le côlon plein de cybales ; l'exploration des organes du petit bassin montre qu'il ne s'agit pas d'une compression du rectum, ou d'une périrectite ; on reconnaît, enfin, le rétrécissement par le *toucher rectal* ; souvent, la simple inspection fait déjà pressentir le rétrécissement, en montrant à l'anus des végétations condylômateuses, qui indiquent une rectite proliférante.

Le toucher doit être prudent : lorsque le rétrécissement est trop haut situé, on peut toucher le malade debout, en le priant de pousser; jamais on ne doit forcer, pour pénétrer plus avant.

D'ailleurs, ces manœuvres sont généralement inutiles, en raison de la situation basse de la sténose. Le doigt, introduit dans le rectum, rencontre d'abord la muqueuse, rugueuse, inégale, avec des épaississements chroniques, puis le rétrécissement cylindrique ou infundibuliforme ; généralement, l'index peut le franchir et rencontrer son bord supérieur ; on a, au-dessus, la sensation des matières dures, accumulées.

Il est généralement facile de constater qu'il ne s'agit pas d'une tumeur, comme le cancer en virole, par exemple, mais d'un épaississement sous-muqueux, mobile sur les parties voisines, et dont le toucher vaginal, combiné au toucher rectal, permet, chez la femme, de constater l'épaisseur.

Lorsque le rétrécissement est trop haut placé pour que le doigt puisse l'atteindre, on a recours aux sondes molles; on peut même se servir d'une sonde urétrale munie, à son extrémité, d'une baudruche, que l'on gonfle une fois parvenue au-dessus du rétrécissement, dont on peut, ainsi, évaluer la hauteur.

Le rétrécissement, situé haut, peut fort bien être méconnu, d'autant plus qu'il détermine souvent une *diarrhée dysentériforme*, et que la sonde peut buter contre le promontoire, un repli de la muqueuse, une cybale dure, un spasme. On pense alors à un rétrécissement qui n'existe pas en réalité.

PRONOSTIC. — Le rétrécissement est surtout grave par les accidents qu'il peut déterminer. Par lui-même, il tend fatalement à progresser, et finit par amener la mort, due au marasme.

L'état général du sujet représente donc un des principaux éléments du pronostic. Il faut également tenir grand compte du siège plus ou moins élevé de la sténose, de son degré, de sa mobilité sur les parties voisines.

TRAITEMENT. — Le traitement spécifique n'ayant aucune action, même dans les cas de syphilis avérée, le traitement doit être uniquement chirurgical. Nous nous contenterons d'énumérer les méthodes, renvoyant, pour les détails, au livre de MM. Quénu et Hartmann (*Maladies du rectum et de l'anus*, I, p. 309).

On peut pratiquer soit la *dilatation lente*, à l'aide des bougies de Hégar, la dilatation brusque étant abandonnée, soit la *rectotomie interne*, ou débridement du rétrécissement, opération insuffisante, car elle est suivie de récidives, et expose aux infections, soit, enfin, l'extirpation, après *rectotomie externe*, ou l'opération de Bacon.

L'anus iliaque sera réservé aux cas trop avancés.

CHAPITRE VII

MALFORMATIONS DU RECTUM ET DE L'ANUS

On peut observer des rétrécissements congénitaux, des imperforations, l'atrésie ou absence d'anus, enfin des abouchements anormaux du rectum.

I. Rétrécissements congénitaux. — Ils offrent la forme de valvules, de brides transversales, d'un éperon occupant la partie postérieure du rectum, parfois, enfin, ils se présentent sous forme d'un véritable diaphragme. Leur siège habituel est le point d'union du rectum et du canal anal. Ordinairement uniques, ils peuvent cependant être parfois multiples. Exceptionnellement, on a signalé une dizaine d'observations du rétrécissement cylindrique, s'étendant à toute la portion inférieure du rectum.

Le plus souvent, le rétrécissement est très étroit; il peut n'admettre qu'avec peine un stylet de trousse. Dans les cas de survie quelque peu prolongée, on voit apparaître, au-dessus, une dilatation considérable.

II. Imperforation. — C'est la plus fréquente

des malformations. Elle peut être totale, c'est-à-dire qu'on trouve à peine une dépression indiquant la place que devrait occuper l'anus, ou bien elle est partielle, c'est-à-dire que le canal anal n'est obturé qu'à sa partie supérieure, tantôt par une mince membrane, facile à rompre, d'autres fois, par une cloison épaisse et résistante. On peut observer plusieurs oblitérations, avec, au-dessus, un rétrécissement.

III. Atrésie. — C'est l'absence totale d'anus, le rectum pouvant s'aboucher en un autre point. En pareil cas, il n'existe pas de sphincter.

A l'absence d'anus, peut s'ajouter l'absence de rectum. Elle peut être totale ; l'intestin se termine en cul-de-sac, au détroit supérieur ; parfois même une partie du côlon fait défaut. En pareil cas, le rectum est simplement représenté par un cordon fibreux.

D'autres fois, la partie inférieure du rectum manque seule, l'anus pouvant être parfaitement normal. Il faut bien savoir qu'en pareil cas la place du rectum peut être occupée par la vessie ou le vagin, parfois très adhérents au sacrum. Au contraire, le cul-de-sac péritonéal ne descend pas plus bas que normalement.

IV. Abouchements anormaux. — Ils peuvent être très variables chez les garçons, on observe l'abouchement dans la vessie ou le canal de l'urètre ; chez les filles, le rectum s'ouvre dans l'utérus ou le vagin. Plus rarement, l'abouchement anormal se fait aux régions lombaires ou fessières.

Symptômes. — Cliniquement, deux cas peuvent se présenter :

Ou bien l'orifice est insuffisant, alors le nouveau-né se présente avec une occlusion complète, mortelle en 5 ou 6 jours, comme l'imperforation.

Ou bien, l'écoulement des matières est suffisant; parfois, les symptômes d'occlusion apparaissent, lorque des matières dures viennent remplacer le méconium, ou bien l'écoulement reste toujours suffisant; la malformation ne constitue, alors, qu'une simple infirmité, surtout gênante en raison de l'incontinence.

Diagnostic. — En cas d'orifice suffisant pour permettre le passage du méconium, le diagnostic de la malformation est aisé à faire, dès la naissance :

Chez les garçons, le méconium s'écoule avec l'urine, à laquelle il donne un aspect spécial, caractéristique ;

Chez les filles, la difficulté n'est réelle que si l'hymen empêche totalement l'issue du méconium qui s'accumule dans le vagin.

Lorsque le méconium ne s'écoule pas au dehors, l'imperforation est évidente, mais il est bien difficile de dire quel est l'état du rectum, sauf les cas où le doigt peut sentir aisément l'ampoule rectale distendue, séparée de l'anus, par une cloison plus ou moins épaisse. On s'aidera du cathétérisme de la vessie et du vagin ; on se rappellera que, lorsque les ischions sont très rapprochés, lorsque le sacrum fait défaut, il en est souvent de même du rectum : enfin, quelquefois, la ponction exploratrice a permis d'arriver aisément au rectum, à travers le périnée ; cependant, le diagnostic peut demeurer impossible ; on ne connaît souvent l'état exact du rectum qu'après l'opération.

Pronostic. — Il varie évidemment suivant le degré de la malformation, qui, tantôt rapidement mortelle, peut, d'autres fois, ne constituer qu'une simple infirmité.

Mais le pronostic varie, dans chaque cas, suivant que l'état des parties rend plus ou moins facile l'intervention.

Enfin, souvent, existent d'autres malformations viscérales ou squelettiques, empêchant l'enfant d'être viable, ou rendant très difficile l'intervention.

Pathogénie. — La cause des malformations que nous venons d'énumérer est encore totalement inconnue.

On a incriminé la syphilis, l'alcoolisme, le nervosisme des parents ; souvent les malformations, assez rares d'une façon absolue, sont fréquentes parmi les membres d'une même famille.

Indications thérapeutiques. — Le *rétrécissement* peut être traité, soit par la dilatation, généralement insuffisante, soit par l'incision et la suture du canal anal, soit par la résection du point rétréci.

L'imperforation peut être parfois traitée par l'abouchement artificiel de l'anus et du rectum, dont on va chercher la partie inférieure, soit par voie périnéale, soit par voie abdominale ; dans le cas où la recherche du rectum demeure infructueuse, on pratique l'anus iliaque, quitte à intervenir de nouveau quand l'enfant sera plus âgé.

L'abouchement anormal exige, parfois, un traitement immédiat ; lorsque l'écoulement est suffisant, on peut attendre jusqu'à la fin de la première année. Il faut : 1° rétablir l'anus normal et 2° obturer l'abouchement vicieux.

CHAPITRE VIII

TUMEURS DU RECTUM

Nous décrirons : 1° le cancer ; 2° les polypes, les seules tumeurs ayant un intérêt *pratique;* nous n'insisterons pas sur les raretés telles que les lipômes, fibrômes, enthondrômes, kystes, dermoïdes. Nous avons suffisamment parlé des végétations, à propos des rectites.

§ Ier. — Cancer.

Étiologie. — Il représente 3 p. 100 des cancers en général, et 8/10 des cancers intestinaux ; il est surtout fréquent chez l'homme adulte ; quelquefois, on l'a observé chez l'enfant. Les diverses affections inflammatoires du rectum semblent y prédisposer.

Anatomie pathologique. — I. A *l'autopsie*, le cancer est rarement *total*, envahissant le rectum tout entier, en masse. Ordinairement, il se limite à l'un des segments du conduit ano-rectal, ce qui permet de distinguer 3 variétés : 1° le *cancer bas situé*, occupant l'anus ; il est souvent sous-sphinctérien, et sous-coccygien ; 2° le *cancer moyen*, ou infra-péritonéal, occupant l'ampoule rectale, au-dessous du cul-de-sac péritonéal ; c'est le plus fréquent, il constitue 60 p. 100 des cas ; 3° le cancer *haut situé*, tout entier sus-péritonéal ; cette variété comprend les cancers éloignés de l'anus de plus de 9 à 10 centimètres : ils ne peuvent être abordés que par voie abdominale.

Ordinairement, il se localise à une étendue variant, en hauteur, de 2 à 12 centimètres.

En ouvrant le rectum, on peut étudier le néoplasme, qui se présente avec un aspect variable. Tantôt il prend l'aspect d'une *infiltration diffuse*, dont il est difficile de préciser les limites en hauteur et en épaisseur ; le néoplasme apparaît comme une lame, une plaque, occupant tout, ou une partie de l'épaisseur du rectum.

Mais, plus souvent, on observe, soit une *tumeur*, soit un *anneau* cancéreux.

La *tumeur* acquiert un volume variant de celui d'une noix à celui du poing : elle occupe surtout les faces antérieure et postérieure du rectum, et offre une coloration rouge, un aspect mamelonné ; quelquefois elle présente de grosses végétations molles, en forme de chou-fleur. Cette tumeur est entourée d'hémorrhoïdes, et de petites tumeurs se-secondaires, sous-muqueuses, représentant des foyers secondaires, nés par infection lymphatique. Plus ou moins rapidement, la tumeur s'ulcère, l'ulcération a la forme d'un cratère fongueux, végé-tant, saignant aisément,

Le néoplasme ne tarde pas, d'ordinaire, à devenir annulaire, soit par extension, soit par propagation aux lymphatiques sous-muqueux, qui, on le sait, sont disposés circulairement. Le rectum se trouve bientôt transformé, dans une étendue de quelques centimètres, en un canal *sinueux*, rigide, à c libre rétréci, par le fait de l'hypertrophie due au néoplasme, et de la rétraction inflammatoire. L'orifice peut devenir tellement étroit qu'on a peine à y introduire l'index.

Ainsi constitué, le néoplasme détermine l'apparition sur le rectum de lésions inflammatoires analogues à celles du rétrécissement, c'est-à-dire, au-dessus, rectite ulcéreuse, et dilatation variable; au-dessous, hémorrhoïdes, suppurations, fistules.

Le néoplasme ne tarde pas à *s'étendre sur place*, se propageant aux parties voisines. Cet envahissement est, parfois, malaisé à préciser, en raison d'un œdème chronique des tissus voisins, surtout de la tunique musculaire, autour du néoplasme.

Le *cancer anal* s'étend surtout vers la peau du périnée. Puis il envahit le tissu cellulaire du creux ischio-rectal, soit par extension, soit par voie lymphatique ; tout le tissu cellulaire du petit bassin se trouve bientôt transformé en un tissu dur, lardacé.

Le *cancer ampullaire* s'étend surtout en avant, à la prostate et aux vésicules séminales chez l'homme, à l'utérus et au vagin chez la femme. Plus rarement il s'étend au sacrum ou aux uretères.

Le *cancer supérieur* envahit le péritoine; il est surtout dangereux, en raison des complications infectieuses, qui peuvent déterminer une péritonite chronique ou même, parfois, aiguë.

Pendant que le cancer s'étend de proche en proche, il se généralise par voies lymphatique et sanguine.

La propagation par *voie lymphatique* est la règle, et se fait de bonne heure. Les ganglions inguinaux sont rapidement envahis, il en est souvent de même des ganglions sacrés ou des ganglions situés en dedans des gros vaisseaux pelviens. Ces derniers arrivent, parfois, à former une tumeur du volume d'un œuf de poule, que l'on reconnaît par le toucher rectal ou en pratiquant la laparotomie.

Enfin, quelquefois, le cancer se généralise par *voie sanguine*, envahissant le péritoine, le foie ou le rein. Souvent, on trouve une grosse adénopathie sus-claviculaire, mais elle dépend vraisemblablement de l'infection cancéreuse ou autre de l'un des organes dont les lymphatiques se rendent à ces ganglions.

II. *Histologiquement*. — Il s'agit toujours d'un épithélioma qui, plus de 3 fois sur 4, est à cellules cylindriques, et, dans les autres cas, appartient à la variété de l'épithélioma pavimenteux stratifié.

Il serait inexact de dire que les cancers anaux forment la seconde variété, et les cancers rectaux la première, car, même dans le canal anal, existent quelques glandes, dont l'épithélium peut donner naissance à un épithélioma cylindrique, et, d'autre part, le rectum peut être revêtu, en cas de rectite ancienne, par un épithélium pavimenteux stratifié.

Les *épithéliomas cylindriques* peuvent appartenir soit à la variété *tubulée*, soit à la variété *alvéolaire*. Le cancer *tubulé* est constitué par la néoformation de tubes, ayant l'aspect de tubes glandulaires normaux, ils sont tapissés par un épithélium *typique*, c'est-à-dire identique à celui des glandes saines ; cette variété est peu différente de l'adénome simple, caractérisé par la néoformation glandulaire.

Le *cancer alvéolaire* est caractérisé par l'agglomération des cellules glandulaires, aussi les tubes qui constituaient la variété précédente se trouvent-ils irrégulièrement distendus, en une série d'alvéoles, bourrées de cellules cancéreuses *atypiques*, c'est-à-dire polyédriques, par pression réciproque, et sans forme spéciale. Toutefois, on remarque, même alors, une certaine tendance des cellules atypiques à se disposer en tubes étroits, au sein de l'alvéole.

Les *épithéliomes pavimenteux* peuvent appartenir à la variété *non lobulée* ou à la variété *lobulée*. La première est caractérisée par l'hypertrophie des bourgeons épithéliaux interpapillaires : ils envoient dans le chorion sous-jacent une série de boyaux épithéliaux pleins, ramifiés et anastomosés ; la variété *lobulée* est caractérisée par une néoformation de cellules épithéliales ayant les caractères des cellules des couches superficielles d'un épithélium pavimenteux sain ; ce sont des cellules aplaties, parfois chargées d'éléidine, ayant une tendance remarquable à se grouper en globes épithéliaux, formés de couches concentriquement stratifiées.

Enfin, MM. Quéau et Landel ont signalé une variété rare du cancer du rectum, qu'ils ont appelé le *cancer à cellules muqueuses*, cette variété est constituée par des cellules identiques d'aspect aux cellules muqueuses des glandes rectales.

Symptômes et Diagnostic. — I. Période prodromique. — La période confirmée est précédée d'une phase latente ou prodromique, de durée impossible à déterminer, pendant laquelle le cancer n'attire que peu l'attention. Le malade se plaint d'une certaine pesanteur, de *douleurs* vagues avec quelques épreintes : parfois, cependant, il accuse de véritables crises douloureuses irradiées vers le périnée et la vessie.

Il existe quelques *troubles de la défécation*,

consistant en constipation entrecoupée de débâcles diarrhéiques; quelquefois existe du ballonnement, une certaine difficulté pour aller à la selle : enfin, parfois, de petites crises d'obstruction, survenant brusquement, ou succédant à une période de constipation rebelle.

La plupart des malades ont de *petites hémorragies* ; outre celles dues aux hémorrhoïdes, on note parfois de petits écoulements de sang noirâtre, mêlé aux glaires.

En effet, beaucoup de cancéreux présentent un écoulement plus ou moins abondant de glaires, dues à un certain degré de rectite : ces écoulements sont remarquables par leur fétidité.

Les prodromes précèdent souvent de plusieurs mois la période confirmée : souvent, ils s'accompagnent d'un certain degré d'amaigrissement, avec pâleur, asthénie; dès cette période le toucher rectal permet bien souvent de reconnaître le néoplasme:

II. **Période confirmée.** — Tous les signes que nous venons d'énumérer vont en augmentant, si bien que l'attention est forcément attirée vers le rectum.

L'examen du malade permet alors le diagnostic. Deux cas peuvent se présenter : ou bien le cancer se voit, ou il n'est reconnu que par le toucher rectal.

Dans le premier cas, l'*inspection* montre, sur un des côtés de l'anus, parmi les plis radiés, une petite tumeur d'apparence verruqueuse, dure, bosselée, indolente, *à base indurée*. D'autres fois, il s'agit d'une grosse végétation, en forme de champignon, mollasse, saignant aisément et susceptible de masquer presque entièrement l'orifice anal. Elle repose, comme la précédente, sur une base indurée; dans les deux cas, on trouve les ganglions du pli de l'aine, petits, durs, indolores.

Si le diagnostic est facile dans le 2ᵉ cas, il n'en est pas de même pour ce qui concerne la variété verruqueuse. En effet, on pourrait penser, non pas aux végétations simplement vénériennes, multiples, et à base non indurée, mais aux *végétations syphilitiques*, puisque celles-ci reposent sur une base indurée, et s'accompagnent d'engorgement des ganglions inguinaux. Mais elles sont souvent multiples, bilatérales; on trouve, soit des plaques muqueuses de l'anus, soit d'autres manifestations syphilitiques secondo-tertiaires. Les *hémorrhoïdes* anciennes, indurées et ulcérées, peuvent être parfois malaisées à reconnaître : cependant, les commémoratifs, l'aspect de l'ulcération, l'existence d'hémorrhoïdes pourront aider au diagnostic, et la marche de l'anémie, en cas d'hémorragies fréquemment répétées, sera un précieux élément de diagnostic.

La *tuberculose* n'est pas exubérante comme le cancer; elle engendre des ulcérations creuses, à bords ponctués de tubercules plus jeunes; on trouve d'autres tuberculoses; l'état général est plus altéré.

Lorsque le cancer est dans le canal anal, ou dans le rectum, on ne le reconnaît que par le *toucher rectal* : on rencontre, suivant les cas, soit une *plaque indurée*, soit une *tumeur*, soit un *anneau rétréci*.

La forme infiltrée, en plaques, peut, parfois, être confondue avec un chancre, mais celui-ci se présente sous forme d'une ulcération arrondie, régulière, ne saignant pas aisément comme celle du cancer, dont elle n'a pas la friabilité. D'ailleurs, le doute ne saurait être de longue durée, l'apparition des accidents secondaires viendra, rapidement, lever tous les doutes.

On ne saurait confondre la *tumeur* irrégulière, bosselée, du cancer, avec un *polype du rectum*. Nous n'insistons pas.

De même, le cancer annulaire ne saurait être pris pour un rétrécissement; celui-ci est régulier, constitué par un épaississement bien limité de la sous-muqueuse, les tissus atteints sont mobiles sur les parties sous-jacentes; la cancer, inégal, mamelonné, est constitué par un tissu friable, dans lequel le doigt pénètre aisément, ramenant des débris dont l'examen histologique peut être fort utile; le cancer saigne aisément; ses sécrétions exhalent une horrible fétidité. Enfin, le cancer, plus mal limité, est bien moins mobile, sur les tissus sous-jacents.

Plus tard, lorsque le *cancer* est *ulcéré*, le dia·gnostic s'impose; le doigt pénètre dans une vaste perte de substance inégale, anfractueuse, à fond mamelonné, friable, reposant sur une base indurée. D'ailleurs, lorsque le cancer est ulcéré, les douleurs deviennent très vives, névralgiformes, irradiées aux plexus voisins ; les sécrétions deviennent plus abondantes et fétides ; elles engendrent souvent une diarrhée rebelle; les hémorragies sont plus fréquentes ; le malade ne tarde pas à arriver à la période ultime.

III. Période terminale. — C'est la période marastique, avec cachexie, amaigrissement, teint terreux, jaune paille. Le malade est emporté, rarement par la généralisation, plus souvent par les progrès de la cachexie, par un accident (hémorragies, obstruction) ou par une complication infectieuse (suppurations locales, pyohémie). La durée totale varie de 18 mois à 2 ans, en moyenne, à partir des premiers symptômes.

Pronostic. — Abandonné à lui-même, le cancer est donc absolument fatal. Le traitement opératoire ne fait, ordinairement, que prolonger la vie pendant quelques mois. Cependant, il est possible qu'une extirpation *complète*, faite alors que le cancer est encore parfaitement localisé, sans envahissement ganglionnaire, puisse être suivie de guérison.

Le pronostic dépend donc de deux facteurs : 1° *le degré de mobilité du cancer sur les parties voisines :* un néoplasme bien limité et parfaitement mobile est aisé à enlever : l'opération a des chances d'être complètes ; au contraire, des adhérences nombreuses et profondes, l'absence de mobilité, l'induration des tissus voisins indiquent un cancer envahissant, massif, inopérable.

2° *L'état des ganglions* est tellement important à reconnaître que, lorsqu'on ne peut trouver les ganglions sacrés et pelviens, M. Quénu n'hésite pas à recommander la laparotomie exploratrice, pour s'assurer de leur état, dans les cas douteux.

TRAITEMENT. — I. *Traitement médical.* — Il faut tonifier le malade, surtout par une alimentation substantielle, et combattre la constipation. Les *écoulements* trop abondants sont améliorés par les injections de permanganate de potasse, les *hémorragies,* par les lavements très chauds ou très froids. En cas de *douleurs* très vives, il ne faut pas hésiter à recourir aux injections de morphine.

II. *Traitement chirurgical.* — En cas de cancer inopérable, on pratique l'*anus iliaque,* qui fait disparaître les symptômes d'obstruction et permet de traiter plus commodément la rectite et les hémorragies. Lorsque le cancer est opérable, trois voies permettent son ablation :

1° La *voie périnéale* permet l'ablation des cancers bas situés, après dilatation de l'anus;

2° La *voie sacrée* (opération de Kraske) convient soit aux cancers massifs, soit au cancer ampullaire. Si on peut rapprocher aisément les deux bouts du rectum, après excision de la partie malade, on pourra éviter l'anus contre nature définitif : sinon, il faut faire une large ablation et pratiquer un anus contre nature iliaque, meilleur que l'anus sacré ;

3° Enfin, la *voie abdominale* permet seule l'ablation des cancers haut situés : on peut, dans certains cas étendus ou bien s'accompagnant d'adénopathies pelviennes, combiner la voie abdominale à la voie sacrée ou à la voie périnéale.

§ II. — Polypes du rectum

DÉFINITION. — On désigne sous ce nom des tumeurs bénignes, de nature fort diverse, mais toutes pédiculées.

ANATOMIE PATHOLOGIQUE. — Ce sont de petites tumeurs grosses comme un pois, une cerise, exceptionnellement comme un œuf de poule ou davantage. Ordinairement uniques, ils s'implantent à quelques centimètres au-dessus du sphincter, par un pédicule tantôt gros et court, tantôt long et grêle, le plus souvent facile à rompre par arrachement : il est, d'ordinaire, très vasculaire. La tumeur est rouge, tantôt lisse et unie, d'autres fois granitée, mamelonnée, comme framboisée. Enfin il est classique de distinguer des polypes mous et des polypes durs, mais il faut bien savoir que les derniers peuvent parfaitement se ramollir, par œdème, épanchements sanguins interstitiels ou par le fait de diverses dégénérescences.

Histologiquement, on peut diviser les polypes, en *adénomes* ou tumeurs constituées par l'hypergénèse des glandes et en *tumeurs d'origine mésodermique :* papillômes analogues, comme structure, aux végétations de la rectite proliférante, fibro-myômes, ordinairement très vasculaires; enfin, exceptionnellement, il s'agit de lymphadénômes.

Étiologie. — Elle est totalement inconnue ; on sait seulement que c'est une affection rare, qui appartient surtout à l'enfance : peut-être serait-elle un peu plus fréquente dans le sexe masculin. On l'a observée dès l'âge de trois mois.

Symptômes. — Le *début* est insidieux; l'attention est attirée par quelques démangeaisons, une légère douleur pendant les défécations, un peu de suintement muco-sanguinolent.

Puis on remarque que la défécation est lente, pénible, parfois douloureuse, nécessitant des efforts énergiques ; elle est suivie d'hémorragies très irrégulières ; survenant d'abord tous les 8 ou 10 jours, elles se répètent parfois après chaque selle, et peuvent être anémiantes.

Plus rarement apparaissent du ténesme rectal, de la dysurie. Enfin, les petits malades peuvent présenter des troubles dyspeptiques, avec amaigrissement.

Abandonné à lui-même, le polype tend à se pédiculiser de plus en plus : parfois, il est arraché spontanément. Il peut s'atrophier, mais le fait est rare.

Même après guérison apparente, on observe souvent des récidives.

Les accidents infectieux sont exceptionnels ; cependant on peut voir le polype venir s'étrangler à l'anus, comme une hémorrhoïde interne.

La seule complication sérieuse est le *prolapsus du rectum*, qui en est la conséquence habituelle.

Diagnostic. — Il est en général facile.

Parfois, le polype sort à chaque effort de défécation, occasionnant une sensation de corps étrangers qui amène le malade à s'apercevoir de son existence; il est alors facile de constater son existence et ses caractères.

D'autres fois, il demeure dans le rectum ; parfois sa mollesse et son exiguité le font échapper au toucher rectal ; alors, on l'aperçoit aisément à l'aide du spéculum ani.

On ne saurait le confondre avec une hémorrhoïde interne ; le diagnostic peut être difficile, entre le polype et certaines tumeurs villeuses, qu'on rapporte maintenant au cancer.

TRAITEMENT. — Le polype reconnu, il faut l'enlever; la meilleure méthode est la ligature suivie d'excision ; en cas où on ne pourrait les appliquer le polype sera saisi dans une pince, arraché et tordu. L'hémorragie, parfois considérable, sera arrêtée par une pointe de galvano-cautère ou par des lavements très chauds ou très froids.

MALADIES DU PÉRITOINE

CHAPITRE PREMIER

PÉRITONITES AIGUES

L'inflammation aiguë du péritoine peut être *généralisée* ou *partielle,* ces deux formes pouvant d'ailleurs se succéder l'une à l'autre.

Nous ne décrirons ici que les péritonites généralisées, la description des péritonites partielles (abcès gazeux sous-phrénique, périhépatite, périappendicite, pelvi-péritonite), se trouvant mieux à leur place, si on les décrit à propos des affections qui leur ont donné naissance.

Pathogénie. — L'inflammation du péritoine étant toujours la conséquence d'une infection, nous aurons à envisager : 1° la *porte d'entrée;* 2° *l'agent pathogène.*

I. Porte d'entrée. — Il est classique de diviser les péritonites aiguës en deux grandes catégories, suivant qu'elles sont dues à une *perforation* ou bien à la *propagation* d'une infection générale ou localisée.

a) **Péritonites par perforation.** — Les unes
sont traumatiques, succédant à une plaie de l'intestin, soit accidentelle, soit chirurgicale. Ces dernières sont redoutables, surtout lorsqu'on opère
sur un péritoine déjà infecté, et lorsque la laparotomie est longue, pénible, avec de grands traumatismes du péritoine. C'est pour cette raison
que l'on est unanime, aujourd'hui, à proscrire
les trop grands lavages du péritoine.

Mais, le plus souvent, la perforation est *accidentelle*, due à la rupture d'un viscère abdominal,
des voies digestives principalement. C'est ainsi
que la perforation est une cause de mort fréquente
dans l'ulcère et le cancer de l'estomac et du duodénum ; nous ne répéterons pas ce que nous
avons dit en traitant des perforations intestinales ;
enfin, plus rarement, la péritonite par perforation
siège sur la vésicule biliaire, la vessie ou le bas-
sinet ; elle peut être due à la rupture d'une tumeur
liquide de l'abdomen.

b) **Péritonites par propagation.** — Les causes
en sont nombreuses. Mais cette catégorie de péritonites est plus fréquente chez la femme, en raison
des infections fréquentes des organes génitaux
(métrites, salpingites, etc...), dont les lymphatiques
rampent sous la séreuse. D'ailleurs, la commu-
nication directe qui existe entre la trompe et le
péritoine semble aider puissamment à l'infection
de ce dernier. Autrefois, la *péritonite puerpérale*

était fréquente ; elle est devenue exceptionnelle depuis l'ère antiseptique.

Chez l'homme, il est tout à fait exceptionnel de voir une funiculite, une prostatite, amener une péritonite aiguë.

Enfin, tous les organes abdominaux peuvent donner naissance à une péritonite par propagation ; toutes les suppurations du foie, des reins, de la rate, des ganglions mésentériques... Nous ne reviendrons pas sur ce que nous avons dit à ce sujet, à propos de l'appendicite.

Plus rarement la péritonite résulte de la propagation d'une suppuration des parois abdominales (surtout le phlegmon sous-péritonéal) ou d'une suppuration thoracique (pleurésies purulentes), propagée, par continuité de tissu, à travers les hiatus du diaphragme.

Enfin, la péritonite peut résulter de l'infection du péritoine, par propagation d'une septicémie quelconque. Ordinairement, il s'agit d'une infection propagée par voie lymphatique. Cependant, les péritonites à pneumocoques semblent bien résulter d'une pneumococcie généralisée, par infection sanguine.

II. Agent pathogène. — Ordinairement l'infection est polymicrobienne ; cependant, on peut trouver, à l'état de pureté, un microbe qui, suivant sa nature, donne à la maladie un cachet spécial.

La mieux connue est la *péritonite à pneumo-*

coque, manifestation rare de la pneumococcie, mais que l'on observe, cependant, avec une certaine fréquence, chez les enfants.

La *péritonite puerpérale* est d'ordinaire causée par le *streptocoque* à l'état de pureté. Ce microbe peut, d'ailleurs, être le seul agent causal dans d'autres septicémies.

Ordinairement, on trouve ces microbes associés soit au *staphylocoque* (rarement pur), soit aux microbes de l'intestin. Parmi ces derniers, le *Bacterium coli* est, de beaucoup, le plus important ; il est rare qu'on ne le rencontre pas dans les cultures de pus péritonéal ; il ne tarde pas, alors, à étouffer les autres microbes. On ne sait exactement si sa présence dans le pus résulte d'une infection *post mortem* ou bien si on doit lui attribuer un rôle qui serait alors considérable. Il est certain que, dans certains cas tout au moins, le péritoine est atteint, pendant la vie, par le colibacille ; il imprime alors à la péritonite une allure spéciale, que nous aurons à signaler dans notre description clinique.

Anatomie pathologique. — Elle est surtout bien connue, grâce aux observations recueillies au cours des interventions précoces. Les lésions varient suivant la rapidité de l'infection.

1. *Cas suraigus.* — Ils évoluent en 24 ou 36 heures. La réaction inflammatoire est, ici, à peine ébauchée, le sujet meurt de septicémie, avant que

l'inflammation péritonéale ait eu le temps de se manifester. Aussi, la séreuse est-elle à peine congestionnée, avec quelques adhérences molles, à peine ébauchées : on ne trouve que quelques cuillerées de liquide louche, sale, dans le petit bassin. L'intestin est distendu par des gaz abondants.

II. *Cas aigus.* — Lorsque la péritonite présente des allures franches, la réaction inflammatoire est nettement accusée. On trouve la séreuse dépolie, très congestionnée, surtout autour du point de départ de l'infection ; elle présente un aspect poisseux, et des fausses membranes molles, plus ou moins épaisses, aisées à décoller avec le doigt. Elles agglutinent ensemble les anses intestinales, l'épiploon et la paroi, limitant l'épanchement purulent, soit autour du point malade, soit dans le petit bassin. Fréquemment, on observe, à la partie inférieure de la séreuse, une vaste poche limitée en haut par un diaphragme pseudo-membraneux formé par l'épiploon et les anses grêles, agglutinées et adhérentes, à la paroi abdominale.

Dans les *cas aigus*, on observe un épanchement purulent abondant; les caractères du pus varient suivant l'agent pathogène; nous aurons à y revenir: de plus, on peut trouver, mêlés au pus, de l'urine, des matières fécales, des calculs biliaires ou rénaux, qui montrent l'origine de la péritonite.

Au-dessous, l'intestin est très congestionné, sa paroi, paralysée, est distendue par les gaz; souvent on trouve une coudure ou un étranglement, déterminant une occlusion plus ou moins complète.

III. *Cas subaigus.* — La péritonite tend à se limiter. Au bout d'une dizaine de jours, les adhérences deviennent fibreuses, plus résistantes; elles enraient l'infection, mais ont le grave inconvénient d'être inextensibles; au contraire, elles tendent sans cesse à se rétracter, déterminant des troubles viscéraux graves, parmi lesquels l'occlusion chronique.

SYMPTÔMES. — **1. Péritonites par perforation.** — Nous prendrons comme type la péritonite aiguë survenant au cours de *l'appendicite aiguë*, parce qu'elle nous fournira un exemple des principales variétés cliniques.

Dans sa forme aiguë franche, la péritonite appendiculaire débute, nous l'avons vu, par la douleur et les phénomènes réflexes qui annoncent le début de toute crise d'appendicite, puis, la péritonite déclarée, son évolution peut se diviser en deux phases successives.

1° *Période de réaction.* — La *douleur* est généralisée à tout l'abdomen; elle est *spontanée*, continue, purgative; le moindre frôlement de la peau la réveille; cette *hyperesthésie cutanée, généralisée à tout l'abdomen*, est un des meilleurs signes de la péritonite aiguë; elle est telle que le poids des couvertures devient insupportable au malade.

Cette douleur s'accompagne de *défense musculaire généralisée ;* le ventre est *en bois ;* mais,
rapidement la contracture cesse, pour faire place
au *ballonnement.* En deux ou trois jours, l'abdomen est uniformément distendu, recouvert
d'une peau lisse et rouge, la percussion le montre
sonore partout, sauf aux points déclives (fosses
iliaques), où l'on peut constater une légère submatité, indiquant la présence d'un épanchement
liquide peu abondant, que le toucher rectal ou vaginal permettra de constater plus aisément.

Rapidement, apparaissent des *troubles digestifs* très marqués ; la langue est sèche, pâteuse ;
le malade éprouve une soif intense ; bientôt il est
pris de *nausées,* puis il a des *vomissements*
pénibles, accompagnés de *hoquet,* de prostration.
Les matières rendues, d'abord alimentaires, deviennent vite muqueuses, bilieuses, porracées, verdâ-
tres ; enfin on peut observer des vomissements
fécaloïdes, lorsque l'occlusion s'ajoute à la péritonite. La *constipation* est, souvent, aussi absolue
que dans l'occlusion aiguë.

On peut observer, de même, une *anurie* presque complète ; en tous cas, l'*oligurie* est très marquée, avec urines fébriles, rouges, denses, très toxiques, chargées en matériaux azotés, parfois albu-
mineuses.

L'*état général* s'altère rapidement ; la faciès se
grippe, prend l'*aspect péritonéal,* c'est-à-dire que

les traits se tirent ; les yeux sont creux, cerclés de noir ; la bouche sèche, le nez effilé, les narines animées de battements répétés ; d'ordinaire, la respiration est pénible, accélérée, surtout lorsque le ballonnement est considérable ; le pouls, rapide, tend sans cesse à s'accélérer davantage ; il peut atteindre 140 ou 150 pulsations, devient petit, filiforme, mou, avec tendance à l'arythmie. Enfin, la température s'élève ; souvent, le thermomètre atteint, presque d'emblée, 40 ou 41° et s'y maintient presque sans rémission matutinale.

2° *Période de collapsus*. — Au bout de quelques jours apparaît une *détente* trompeuse ; la douleur disparaît, les vomissements diminuent, et se font facilement, sans douleur, par simple régurgitation : le faciès semble s'améliorer, mais la constipation persiste, l'anurie devient plus complète ; enfin, la température ne s'abaisse pas, ou bien le thermomètre tombe à 36° : le pouls devient misérable, incomptable, complètement arythmique ; le malade succombe dans le *collapus cardiaque ;* souvent, son intelligence demeure intacte jusqu'au bout, il « meurt en parlant » (Grisolle).

Telle est la forme aiguë franche de la péritonite appendiculaire, elle tue dans un espace de 4 à 10 jours. Mais parfois, comme nous l'avons vu à propos de l'appendicite, elle prend une allure *suraiguë ;* en 7 à 8 jours, apparaît une détente réelle ;

le faciès devient meilleur, la fièvre tombe, l'intestin fonctionne. Alors, si le malade n'est emporté par aucune complication, le pus se collecte. Même alors, il est, souvent, emporté par l'infection ; cependant. lorsque la collection n'est pas trop volumineuse, la guérison peut s'observer, après ouverture chirurgicale ou spontanée.

Mais, en décrivant l'appendicite avec péritonite généralisée, nous avons signalé une *forme septique*, dans laquelle l'infection revêt une *forme suraiguë* : presque d'emblée, l'intoxication générale prend le dessus, avec des phénomènes réactionnels à peine ébauchés ; le malade meurt, en 48 heures, de septicémie suraiguë, la péritonite restant au second plan.

Les symptômes de la péritonite par perforation peuvent présenter des variations, surtout au début. Celle de l'*ulcère de l'estomac* est remarquable par son début brusque, survenant pendant la période gastrique de la digestion, par l'absence parfois complète de vomissements, ce qui est dû, tantôt au passage des aliments dans le ventre, à travers une vaste déchirure, et, plus souvent, à un phénomène réflexe.

La *péritonite par perforation* de la *fièvre typhoïde* est remarquable par l'insidiosité de son début, noyé au milieu des symptômes de la dothiénentérie, si bien que, parfois, l'*abaissement de la température* est le seul signe révélateur, avec la rapide altération du pouls et de l'état général. En effet, la péritonite peut évoluer sans douleur, sans vomissements ni ballonnement : elle est souvent suraiguë, tant en raison de l'état de débilitation des malades qu'en raison de la rapide pullulation du colibacille.

Après une *opération chirurgicale*, le début est tout autre ; le soir de l'opération, le malade se sent bien, il est même agité, loquace, mais son pouls est petit, fréquent, mal frappé, le thermomètre s'élève à 38°, enfin le malade étouffe dans son pansement. Le lendemain, la péritonite est confirmée ; trop souvent, elle revêt une allure suraiguë.

II. Péritonites par propagation. — Le début en est ordinairement insidieux, parce que, le sujet étant déjà malade antérieurement, la réaction péritonéale est moins accusée : aussi la scène débute-t-elle ordinairement par un ou plusieurs grands frissons, une ascension thermique plus ou moins considérable ; ensuite seulement apparaît une douleur progressive.

C'est ainsi que la *péritonite puerpérale* débute, de 2 à 5 jours après l'accouchement, par des frissons violents, une fièvre intense ; puis apparaît une vive douleur, surtout hypogastrique, augmentée par le palper au niveau des angles de l'utérus : le météorisme est énorme, les parois abdominales se trouvant relâchées par la grossesse antérieure ;

une diarrhée fétide remplace la constipation. Souvent, la marche est suraiguë, mortelle, parfois en 12 heures, ou bien elle est moins rapide, la mort se fait attendre 5 ou 6 jours : enfin, dans la forme subaiguë, on peut espérer la localisation au péritoine pelvien ; l'orage s'apaise, il ne reste plus qu'une pelvi-péritonite.

La *péritonite blennorragique* survient au cours d'une salpingite blennorragique. A l'occasion d'un effort, d'une fatigue, éclate une douleur vive, dans une fosse iliaque, puis apparaissent des frissons, bientôt suivis de nausées, de vomissements ; la constipation est inconstante. Le *toucher vaginal* montre l'empâtement d'un seul ou de deux culs-de-sac ; cet empâtement est très douloureux à la pression : le toucher combiné au palper permet d'en apprécier l'étendue, lorsque la contraction causée par la douleur n'est pas trop forte. La péritonite blennorragique se termine par la résolution, ou la suppuration, ou le passage à l'état chronique, avec poussées aiguës aux périodes menstruelles.

Enfin, nous terminerons cette longue description par celle de la *péritonite à pneumocoques*. Elle apparaît à tous les âges, mais surtout chez l'enfant. Lorsqu'elle succède à une pneumonie, elle ne présente rien de spécial ; au contraire, sa marche, lorsqu'elle apparaît comme la première localisation d'une pneumococcie, a été comparée à l'évolution cyclique de la pneumonie franche. Son *début* est brusque; sans prodrômes apparaît, dans l'une des fosses iliaques, une *douleur* intense, puis le pouls monte à 240, avec fièvre intense, anurie, diarrhée, ballonnement, puis, vers le 8e jour, la fièvre tombe, le faciès devient meilleur, le pouls devient plus fort, les vomissements reparaissent; mais le ventre reste gros; bientôt, reparaissent des frissons, de la fièvre, de la diarrhée; une vive douleur périombilicale : ces symptômes annoncent la formation d'un épanchement purulent, assez abondant, pour donner lieu à la fluctuation, et à une matité franche; puis la peau rougit, présente les caractères d'une inflammation, qui, d'abord profonde, devient de plus en plus superficielle; finalement, le pus se fait jour à l'ombilic; c'est un pus vert, contenant des paquets de fausses membranes; on y trouve le pneumocoque à l'état de pureté.

Cette ouverture spontanée peut être suivie de guérison, à moins que la suppuration, par son abondance, ou sa longue durée, n'entraîne la mort, par épuisement.

Diagnostic. — I. Reconnaître la péritonite n'est pas toujours facile dans les *cas suraigus;* on pourrait, au premier abord, croire à un empoisonnement. Nous n'insisterons pas sur la distinction d'avec le *schock opératoire,* qui résulte ordinairement d'une infection suraiguë. L'*hémorragie interne* débute, comme certaines péritonites, par la douleur syncopale, la prostration, l'algidité, la dépression du pouls, mais l'hypothermie, qui peut exister dans les deux cas (par exemple, au cours de la fièvre typhoïde), est transitoire au cours de l'hémorragie ; de plus, celle-ci ne s'accompagne d'aucun symptôme d'intoxication : le faciès n'est pas grippé ; par contre, les muqueuses ne sont pas décolorées dans la péritonite, comme dans l'hémorragie.

Le *coma diabétique* débute par une phase abdominale, caractérisée par une douleur localisée, puis généralisée, mais rapidement surviennent la phase respiratoire et le collapsus terminal. Le diagnostic se fait par l'analyse des urines, de l'odeur d'acétone de l'haleine.

Dans les *cas aigus*, on pourrait, au début, penser à une *colique intestinale*, qui peut s'accompagner de vomissements et de constipation, mais la douleur présente un siège et des irradiations en rapport avec le trajet du gros intestin, qui est douloureux au palper, il n'y a ni fièvre, ni ballonnement.

Le *rhumatisme abdominal* ne ressemble à la péritonite que par une douleur exquise, superficielle.

Le *phlegmon sous-péritonéal* se rencontre parfois, chez les enfants, et est très difficile à reconnaître, lorsqu'il fait le tour de l'abdomen ; cependant, on trouve une peau, partout immobile, par propagation de l'inflammation au tissu cellulaire sous-cutané. Les autres signes sont ceux de la péritonite.

L'hystérie peut engendrer le « péritonisme » ressemblant absolument à la péritonite. Cependant, la douleur est névralgiforme, les vomissements font défaut ; on trouve des stigmates d'hystérie; la difficulté peut être grande, par exemple, lorsque ces symptômes apparaissent après une opération sur l'utérus.

Nous avons montré ailleurs la difficulté du diagnostic entre la péritonite aiguë et *l'occlusion intestinale aiguë ;* nous n'y reviendrons pas.

Enfin, il nous reste à signaler quelques causes d'erreur, inhérentes à la *péritonite puerpérale*, et à la *péritonite à pneumocoques.*

La première ne sera pas confondue avec la *fièvre de lait*, caractérisée seulement par quelques frissonnements, sans météorisme ni vomissements; ni avec les douleurs atroces que certaines femmes très constipées ont après l'accouchement. Nous signalerons, enfin, la péritonite qui suit la rupture d'une *grossesse extra-utérine*, survenant du 3e au 4e mois, et qui peut être méconnue.

La péritonite à pneumocoques ressemble, par certains côtés, à la *fièvre typhoïde*, à *l'appendicite*, mais, surtout, à la *péritonite tuberculeuse*, par l'amaigrissement cachectique, le facies du sujet, et la tendance à l'enkystement vers les fosses iliaques. Mais le *début* est plus brusque en cas de péritonite à pneumocoques, enfin, celle-ci tend à s'ouvrir au dehors, dans un délai de 3 à 6 semaines.

II. Nature de la péritonite. — C'est un facteur important du pronostic: la *péritonite à coli-bacilles* succède aux perforations intestinales de préférence; elle se reconnaît à l'absence de signes réactionnels, avec, presque d'emblée, collapsus et hypothermie. Celle *à streptocoques* succède à l'infection puerpérale, ou aux autres infections streptococciques; son début est franc, avec des phénomènes réactionnels intenses; celle *à pneumocoques* appartient plutôt aux jeunes filles; nous avons retracé suffisamment son évolution, la *gravité* semble un peu moins grande que pour les autres variétés; cependant, il semble que le pronostic en soit, le plus souvent, fort sombre.

L'examen bactériologique des sécrétions péritonéales, fort utile en théorie, est, en réalité, peu pratique.

PRONOSTIC. — Nous avons vu, en décrivant les symptômes, que la *mort* est la terminaison, presque fatale, des péritonites aiguës, avec quelques chances de guérison, quand il s'agit d'une péritonite à pneumocoques. La mortalité est encore très grande, après l'intervention; le succès dépend surtout du terrain et de l'intensité de l'intoxication, d'où le précepte d'opérer, sans tarder, dès que la péritonite est reconnue. De toutes les péritonites, celle due au coli-bacille est la plus grave, le maximum des chances de succès se trouve réuni, lorsqu'on intervient rapidement, qu'il s'agit d'une péritonite à pneumocoques, atteignant un sujet jeune.

TRAITEMENT. — I. **Traitement médical.** — On doit le tenter, en cas de péritonite par propagation, avec conservation relative de l'état général, il consiste en l'administration de 15 à 20 centigrammes d'opium, par jour, en applications permanentes de glace sur le ventre; enfin, la diète doit être aussi absolue que dans l'appendicite.

II. Traitement chirurgical. — Il est le seul qui convienne aux péritonites par perforations; les indications sont les suivantes : on fait une laparotomie médiane, on évacue le pus, en décollant, s'il y a lieu, les fausses membranes. M. Jalaguier conseille de laver le péritoine avec 15 à 20 litres de sérum physiologique à 40°, puis on peut faire un lavage avec une solution antiseptique, telle que l'eau boriquée à 1/25, le sublimé à 1 p. 5000 : on suture la perforation, ou draîne, et, après avoir refermé le ventre, on fait un pansement compressif très épais, qui doit être changé tous les jours. Les drains ne seront enlevés qu'après cessation complète de tout écoulement. S'il se produit quelques phénomènes infectieux, des lavages antiseptiques seront faits avec prudence par les drains.

CHAPITRE II

PÉRITONITES CHRONIQUES

La plus importante et la plus fréquente, de beaucoup, étant la *péritonite tuberculeuse*, c'est surtout celle que nous aurons en vue dans ce chapitre ; après l'avoir étudiée longuement, nous dirons quelques mots seulement des péritonites non tuberculeuses.

§ Ier — Péritonites tuberculeuses

ÉTIOLOGIE. PATHOGÉNIE. — Trois voies permettent l'accès des bacilles de Koch jusque dans le péritoine : l'intestin, une infection lymphatique, une infection sanguine.

Nous ne faisons que mentionner les cas rares de péritonite tuberculeuse consécutive à une vaginalite tuberculeuse, propagée par le conduit vagino-péritonéal, demeuré perméable.

a) Des trois grandes voies ouvertes à l'infection la *voie intestinale* semble la plus rare. En effet, s'il est fréquent de rencontrer à l'autopsie des sujets morts de tuberculose intestinale, des granulations éparses sous le feuillet intestinal du péritoine, il est exceptionnel de trouver des lésions intestinales chez les sujets morts de péritonite tuberculeuse. On peut admettre que, dans certains cas, les bacilles franchissent la muqueuse saine, ou atteinte d'entérite banale, mais alors une bacilhémie précède l'infection péritonéale.

b) La *voie lymphatique* explique certains cas de tuberculose péritonéale succédant à une coxalgie (par l'intermédiaire des ganglions iliaques), à une salpingite, à une pleurésie de même nature.

c) Le plus souvent, les bacilles semblent apportés par *voie sanguine*. Habituellement, la péritonite tuberculeuse représente la première manifestation clinique de la tuberculose, aussi M. Marfan invoque-t-il alors une bacilhémie discrète succédant à l'introduction du B. de Koch, par n'importe quelle solution de continuité de la peau ou des muqueuses. Quelle que soit la voie suivie, et surtout dans le cas d'infection sanguine, toutes les causes susceptibles d'aider, soit la tuberculisation (misère physiologique, alcoolisme, etc.), soit la localisation au péritoine (traumatismes abdominaux, refroidissements, port du ceinturon chez les soldats, lésions viscérales chroniques, particulièrement celles des organes génitaux internes), jouent un rôle important.

Parfois congénitale, la tuberculose péritonéale atteint surtout les enfants de 7 à 12 ans et les jeunes gens.

Symptômes. — La tuberculose du péritoine peut être *aiguë*, *subaiguë* ou *chronique*.

I. Forme aiguë. — La péritonite est plus ou moins marquée par les symptômes de l'infection tuberculeuse généralisée qui l'accompagnent. Chez l'enfant, la *granulie* simule une méningite, les symptômes nerveux dominant le tableau clinique; chez l'adulte, la péritonite est mieux accusée, les symptômes ressemblent plus ou moins à ceux d'une fièvre typhoïde, avec courbature, fièvre à 40° avec rémission matinale, amaigrissement, vomissements alimentaires et bilieux, enfin hémorragies et, parfois, l'apparition de taches rosées lenticulaires vient compléter la ressemblance. Mais on trouve, au palper, une hyperesthésie cutanée généralisée à tout l'abdomen et non une douleur localisée à la fosse iliaque droite ; on constate, de plus, l'existence d'une ascite peu considérable ; ces symptômes permettent de soupçonner la nature véritable du mal ; d'ailleurs, la marche est rapide ; le sujet ne tarde pas à être emporté, soit par une infection secondaire (phlegmatia alba dolens, escarre sacrée, etc.).

II. Forme subaiguë. — C'est la *forme pleuro-péritonéale* de MM. Fernet et Boulland. Elle débute à la manière d'une péritonite aiguë, mais moins brusquement : au météorisme succède de l'ascite avec œdème des membres inférieurs et de la peau du ventre ; la fièvre reste à 38 ou 39°, avec phénomènes d'infection générale moins prononcés que dans la forme aiguë, l'auscultation révèle aux deux bases ou à une seule des frottements pleuraux, parfois il existe un léger épanchement; la pleurésie serait constante, pour Godelier; dans la moitié des cas environ, elle est primitive, la péritonite ne venant qu'après.

La marche est subaiguë. Au bout de plusieurs mois, ou bien le malade guérit, ou bien il succombe à la généralisation de la tuberculose; ou bien la péritonite passe à l'état chronique.

III. Formes chroniques. — Il est classique de décrire séparément : *a*) la *forme ascitique*; *b*) la *forme fibro-caséeuse*; *c*) la *forme fibreuse*.

a) **Forme ascitique.** — Elle est spéciale à l'enfance. On l'observe surtout chez les garçons de 6 à 12 ans, ou encore chez les jeunes filles ; d'où le nom d'*ascite idiopathique des jeunes filles* qui lui a été donné.

Elle s'annonce par des *douleurs* vagues dans l'abdomen. Souvent, ces douleurs prédominent dans les fosses iliaques; c'est là que les lésions sont le plus accentuées. Cet endolorissement s'accompagne de légères coliques, de diarrhée avec acholie pigmentaire, et matières plus ou moins décolorées, une fièvre légère apparaît : l'enfant est pâle, maigrit rapidement ; il accuse un malaise généralisé ; en quelques semaines, une ascite moyennement abondante est constituée; elle est libre dans le péritoine, ne tend pas à s'accroître démesurément ; il est rare qu'elle nécessite la ponction par son abondance. L'auscultation des bases montre des frottements pleuraux, uni ou bilatéraux ; enfin, on constate, d'ordinaire, une micro-polyadénite généralisée. M. Marfan a signalé l'indicanurie.

L'ascite présente des variations journalières. Si on en fait la ponction, on retire un liquide banal, mais dont l'inoculation au cobaye est le plus souvent positive.

En quelques mois, la maladie guérit (dans les deux tiers des cas environ) ; ou bien, elle passe à l'une des deux formes que nous allons maintenant décrire. La mort peut, cependant, être occasionnée par une poussée de tuberculose aiguë généralisée.

b) **Forme fibro-caséeuse.** — Elle peut succéder à la forme précédente, ou bien à une poussée de tuberculose aiguë généralisée ; elle peut enfin être chronique d'emblée.

Le *début* en est insidieux ; comme dans la forme précédente, le malade remarque que son ventre grossit, pendant que le reste de son corps maigrit ; mais, en plus, il se plaint d'une dyspepsie vague, avec coliques intermittentes, météorisme après les repas, alternatives de constipation et de diarrhée.

A la *période d'état*, il cause une douleur sourde, profonde, diffuse, continue, avec, de temps en temps, des crises de coliques ; la diarrhée est habituelle ;

le malade a des nausées, des vomissements fréquents; souvent, les aliments sont rendus mal digérés; on peut même observer une véritable lientérie. Enfin, l'état général est celui d'un tuberculeux; le malade, amaigri, présente un teint terreux, de l'œdème périmalléolaire, de petits accès de fièvre vespérale, se terminant par d'abondantes sueurs nocturnes.

L'examen montre le ventre tendu, recouvert d'une peau rouge, lisse, vernissée, avec des veinosités, surtout sous-ombilicales. Le palper est douloureux, surtout lorsqu'après avoir lentement déprimé la paroi on vient à retirer brusquement la main. La main rencontre, surtout après une ponction, une sensation molle, pâteuse, comparée habituellement à celle d'un *ventre de cadavre*; les anses intestinales sont agglutinées, par des épaississements du péritoine, formant, par place, de vrais gâteaux péritonéaux. On trouve souvent une *corde épiploïque* tendue transversalement, d'un côté à l'autre de l'abdomen.

Enfin, la *percussion* permet de constater l'existence d'une *ascite* irrégulière, cloisonnée, avec des zones inégales de submatité et de sonorité, et, par places, un son hydro-aérique. En examinant les autres viscères, on constate d'autres tuberculoses localisées; rarement on trouve des lésions pulmonaires; elles existent bien, mais sont trop discrètes pour être perçues. On constate quelquefois ottements pleuraux aux bases, et surtout des signes de *tuberculose génitale* (vésicules séminales et prostate chez l'homme, utérus et annexes chez la femme). Chez l'enfant, le conduit vagino-péritonéal demeurant parfois perméable, on a pu dire que la tuberculose péritonéale était la conséquence de la tuberculose génitale.

La *marche* est lente, entrecoupée de rémissions; Grisolle assignait à cette forme une *durée* moyenne de 7 mois; la *terminaison* est variable; tantôt la péritonite guérit, en passant par la forme fibreuse, ou bien le sujet est emporté par une granulie, ou bien une tuberculose pleuro-pulmonaire; certains malades s'épuisent peu à peu, et meurent cachectiques, souvent par le fait d'une complication (escarre sacrée, phlegmatia).

Enfin, la forme fibro-caséeuse peut devenir *ulcéreuse*, et aboutir à la suppuration. La fonte caséeuse est annoncée par la réapparition de petits accès de fièvre vespérale, avec sueurs, amaigrissement, la peau rougit, et le pus se fait jour à l'ombilic, terminaison qui, chez l'enfant, peut être suivie de guérison. D'autres fois, l'ouverture se fait dans l'intestin, et engendre un phlegmon stercoral; elle peut se faire dans la plèvre et le poumon; on conçoit que ces ouvertures dans un viscère soient fréquemment suivies de septicémie.

c) **Forme fibreuse.** — Elle peut succéder à toutes les autres formes, principalement à la forme ascitique; parfois elle apparaît d'emblée et débute alors insidieusement, sans trouble bien marqué de l'état général.

Une fois constituée, elle ne cause que peu de signes fonctionnels; le malade accuse quelques douleurs vagues, lorsqu'il tente de se redresser complètement, aussi se tient-il toujours un peu fléchi en avant.

L'examen montre le ventre souple, indolent, *rétracté en bateau;* le palper et la percussion montrent l'absence d'ascite, mais on constate, plus nettement que dans la forme fibro-caséeuse, des *gâteaux péritonéaux*, une *corde épiploïque* transversale, dont le froissement fait entendre à l'oreille un bruit spécial : les *cris intestinaux*.

Cette forme tend naturellement à la guérison, mais elle est dangereuse, en raison des phénomènes d'occlusion dus à la compression de l'intestin, par les néomembranes fibreuses, qui vont se rétractant de plus en plus.

PRONOSTIC. — De cet exposé, il résulte que la *mort* est à peu près fatale, dans les cas aigus; les formes subaiguës et chroniques, surtout les formes ascitique et fibreuse, peuvent guérir. Mais bien souvent le pronostic est aggravé par des *complications;* sans parler de l'infection tuberculeuse généralisée, le sujet est exposé, en cas de suppuration, aux fistules viscérales, et à la pyohémie; la péritonite fibreuse détermine des accidents

15.

d'occlusion intestinale de 4 manières différentes (Lejars); elle détermine l'étranglement par brides, la coudure par adhérences, l'agglutination par paquets néomembraneux, enfin la paralysie intestinale.

En outre, elle peut comprimer les voies biliaires, d'où ictère par rétention, la vessie causant des troubles urinaires.

Enfin, on observe la dégénérescence amyloïde du foie et des reins.

DIAGNOSTIC. — I. **Forme aiguë.** — Elle ressemble, nous l'avons dit, à la *fièvre typhoïde*. Les éléments du diagnostic différentiel sont : l'étude du cycle thermique, le début moins aigu, dans la fièvre typhoïde, enfin, le *séro-diagnostic*. Les *péritonites aiguës* ont un ensemble symptomatique plus dramatique, et, surtout, une marche bien plus rapide. Signalons enfin la *carcinose aiguë* des vieillards, aisée à reconnaître, puisqu'à cet âge la péritonite tuberculeuse est exceptionnelle.

II. **Formes chroniques.** — Nous renvoyons, pour le diagnostic de la *forme ascitique*, au chapitre consacré à l'*ascite*.

Dans les autres formes, on pourrait penser, au premier abord, au gros ventre des rachitiques, à l'hystérie ; nous ne reviendrons pas sur ce que nous avons dit du *carreau*, à propos de l'entérite tuberculeuse.

L'*invagination chronique* peut être fort difficile à reconnaître; elle ressemble à la péritonite, (Rafinesque), par les douleurs, les vomissements, les alternatives de diarrhée et de constipation qu'elle occasionne; mais elle est *apyrétique*, la douleur est mieux localisée; on trouve, dans la moitié des cas, une tuméfaction en forme de boudin allongé; enfin, parfois, le toucher rectal révèle l'invagination. Cependant, dans certains cas, le diagnostic demeure impossible cliniquement.

ANATOMIE PATHOLOGIQUE. — **I. Formes aiguës et subaiguës.** — On observe les lésions de la granulie, c'est-à-dire, un semis d'innombrables granulations tuberculeuses, sur toute l'étendue du péritoine; on trouve de semblables granulations dans les plèvres, les méninges, ou divers organes. Les lésions inflammatoires sont celles de la péritonite aiguë; la séreuse est dépolie, d'aspect poisseux, plus ou moins congestionnée, avec des fausses membranes molles, peu adhérentes et peu nombreuses.

II. Formes chroniques. — *a) Forme ascitique.* — On constate seulement, outre le liquide, quelques granulations tuberculeuses, en voie de régression, surtout dans le petit bassin.

b) Forme fibro-caséeuse. — Elle est caractérisée, à la fois, par le ramollissement des masses tuberculeuses et par une réaction inflammatoire intense. Celle-ci aboutit à la formation de fausses membranes, épaisses parfois de 5 à 6 centimètres, unissant ensemble les divers viscères abdominaux, qui sont revêtus d'une coque épaisse, et comprimés; l'intestin surtout est déformé, raccourci. L'épiploon est profondément atteint, formant une corde tendue d'un hypocondre à l'autre.

A la coupe, on trouve ces fausses membranes farcies de tubercules plus ou moins ramollis; des granulations miliaires témoignent de l'existence de poussées subaiguës, les fausses membranes délimitent des poches, de nombre et de dimensions variables, renfermant un liquide, tantôt caséeux, d'autres fois louche, graisseux, ou même clair, citrin, dans les foyers anciens. Enfin, il peut devenir hématique, chocolat, ou même fécaloïde, lorsqu'il y a une fistule intestinale.

c) Forme fibreuse. — Elle est caractérisée par la prédominance des lésions inflammatoires sur les lésions tuberculeuses. Celles-ci peuvent disparaître, parfois, sans laisser aucune trace; on ne trouve plus que des fausses membranes, semblables à celle de la forme fibro-caséeuse, mais plus rétractées, plus denses; elles agglutinent les anses intestinales en un paquet accolé à la colonne vertébrale; l'intestin peut se trouver réduit au quart de sa longueur normale.

TRAITEMENT. — **Formes aiguës.** — On tentera seulement un traitement tonique, s'efforçant de lutter contre l'infection générale tuberculeuse.

Formes chroniques. — On tentera, de plus, un traitement curatif. Les *applications larges* *de collodion* sur le ventre calment les douleurs, et même auraient une heureuse influence sur les lésions ; ce dernier point est problématique.

On a tenté diverses méthodes, parmi lesquelles, la seule qui ait une action réelle, est la laparotomie érigée en méthode de traitement, depuis la célèbre erreur de Spencer Wells, qui ouvrit une péritonite tuberculeuse, croyant à un kyste de l'ovaire, et guérit sa malade.

On ignore comment agit la laparotomie : tout ce qu'on sait, c'est que la simple ouverture du péritoine agit autant que n'importe quel lavage consécutif ; aussi, se borne-t-on à ouvrir, puis à refermer le ventre, dans la forme fibreuse ; dans la forme fibro-caséeuse, il ne faut pas essayer de décoller les adhérences, ce qui est impossible et inutile. On se borne à ouvrir les abcès péritonéaux que l'on trouve ; M. Jalaguier conseille de les laver avec du sérum à 48° ; on peut drainer en cas de suppuration, mais en se rappelant qu'on a affaire à des tissus extrêmement friables, que la moindre pression ulcère.

La laparotomie est contre-indiquée, s'il existe une tuberculose pulmonaire très avancée, ou un état général trop mauvais. On se laisse guider par la marche de l'affection et l'intensité des accidents, à moins que l'on ait la main forcée par une complication telle qu'une occlusion intestinale.

Nombre d'autres procédés ont été tentés, sans

grand succès d'ailleurs ; nous citerons les injections d'air, d'oxygène, les lavages avec de l'eau boriquée saturée (Debove).

Enfin, M. Rendu dit avoir obtenu de bons résultats d'injections de naphtol camphré (5 seringues de Pravaz dans chaque cas).

§ II. — Péritonites non tuberculeuses

Péritonite cancéreuse. — Elle est rare. Ce qu'on observe le moins rarement, c'est un cancer du péritoine, consécutif à quelque néoplasie viscérale, et s'accompagnant d'une péritonite chronique.

Cependant on peut observer un *cancer primitif* du péritoine ; c'est la *carcinose miliaire aiguë du péritoine*.

ANATOMIE PATHOLOGIQUE. — A l'autopsie, on trouve des plaques, des infiltrations, ou des tumeurs cancéreuses disséminées sur différents points de la séreuse ; le cancer se présente sous les aspects les plus divers (colloïde, encéphaloïde, squirrhe). Il comprime et envahit les viscères abdominaux, et se généralise surtout par voie lymphatique.

DIAGNOSTIC. — Le diagnostic de la carcinose aiguë miliaire est impossible ; elle tue en quelques semaines au milieu de symptômes nerveux et généraux impossibles à préciser.

Le cancer chronique détermine des troubles digestifs, des troubles par compression des douleurs intenses, enfin, une ascite cloisonnée, souvent hémorragique. Il tue en quelques mois.

Nous ne ferons que mentionner le *kyste hydatique du péritoine*, la plus fréquente des tumeurs bénignes.

Péritonites chroniques généralisées véritables, non tuberculeuses. — ÉTIOLOGIE. — Les principales sont dues à l'alcoolisme, au mal de Bright, aux cardiopathies, à la syphilis.

ANATOMIE PATHOLOGIQUE. — Les lésions sont dues à l'artério-sclérose; elles consistent en une pachypéritonite scléreuse chronique, et généralisée.

Cliniquement, elles se traduisent par de l'ascite; les signes se confondent avec ceux de la péritonite tuberculeuse chronique, qui s'y ajoute, le plus souvent.

Péritonites chroniques localisées. — Nous citerons les pelvi-péritonites, périappendicites, etc.

CHAPITRE III

ASCITE

Définition. — L'ascite est l'épanchement, dans la cavité péritonéale, de tout liquide non purulent.

Symptômes. — I. *Signes physiques.* — L'aspect d'un malade atteint d'ascite *libre* et *considérable*, comme celle qu'on observe au cours de la cirrhose atrophique du foie, est absolument caractéristique. Son ventre est gros, uniformément distendu ; mais il change de forme suivant les attitudes, le liquide ayant tendance à tomber vers les parties déclives ; aussi, pendant la station verticale, l'abdomen tend à tomber sur les cuisses ; dans le décubitus, il s'étale vers les flancs, et prend l'aspect dit *ventre de batracien*. Lorsque l'ascite est considérable, il n'est pas rare d'observer le retournement de l'ombilic.

La peau, distendue, est lisse, luisante, épaisse, œdématiée ; on y remarque des veinosités hypertrophiées, tantôt vers l'hypochondre droit, tantôt au-dessous de l'ombilic. Nous aurons à y revenir.

Au *palper*, le ventre est dur, tendu ; la *percussion* dénote une matité correspondant au liquide, c'est-à-dire, s'accumulant vers les parties déclives ; au-dessus, on constate ordinairement une zone sonore correspondant à l'intestin. La limite qui sépare les deux zones est nettement accusée, variable suivant les attitudes.

Enfin, il faut toujours rechercher la *sensation de flot*; elle s'obtient en percutant un côté de l'abdomen, avec l'extrémité des doigts d'une main, tandis que l'autre main, largement appliquée de l'autre côté de l'abdomen, perçoit aisément l'ébranlement communiqué au liquide. Il faut se mettre en garde contre la pseudo-sensation de flot, que donne, chez certains sujets, une adiposité excessive ; on l'évite en priant un aide d'appliquer, dans les cas douteux, le bord cubital d'une de ses mains sur la ligne médiane, de manière à arrêter les vibrations de la couche adipeuse.

Le *toucher vaginal* est utile, de même que le *toucher rectal*, dans les cas où l'ascite est peu abondante, le liquide tendant alors à se collecter dans le petit bassin.

Enfin la *ponction* montre que le liquide est en *abondance* variable; on en trouve quelques litres seulement dans les ascites récentes, et jusqu'à 20 litres dans les ascites anciennes, à répétition. C'est un liquide séreux citrin, transparent ou un peu opalescent, légèrement alcalin. Sa densité varie entre 1005 et 1024. Souvent, en cas d'ascite inflammatoire, il contient une forte proportion de filine, qui forme par le repos un coagulum transparent, volumineux. L'analyse chimique y montre de 95 à 98 p. 100 d'eau, le reste étant formé de matériaux solides : sels minéraux, chlorures, phosphates, lactates, bicarbonate de sodium, de matières albuminoïdes, enfin, de produits azotés, et d'éléments figurés divers : cellules plates, leucocytes, hématies.

Les signes physiques d'ascite sont un peu déformés, lorsque le liquide s'épanche, non dans la grande cavité péritonéale, mais dans une poche enkystée ; alors, la forme du ventre ne varie pas suivant les attitudes : les résultats fournis par le palper et la percussion sont ceux que donnerait une tumeur abdominale liquide, plus ou moins nettement fluctuante.

II. *Symptômes fonctionnels.* — Ceux que l'on peut rattacher directement à l'ascite sont bien minimes. Il existe, cependant, quelques troubles dyspeptiques vagues, dus à l'atonie habituelle de l'estomac et de l'intestin ; la constipation est le symptôme le mieux accusé. Quel que soit son volume, l'ascite ne détermine aucune dyspnée habituelle. Enfin, les troubles urinaires sont variables : on observe tantôt de la polyurie ; tantôt de la pollakiurie, avec olygurie ou même dysurie ; ces derniers troubles semblent attribuables à la gêne apportée par l'ascite à la distension vésicale.

Diagnostic. — Ordinairement le *début* est lent,

progressif; le malade s'aperçoit seulement que son ventre grossit peu à peu; parfois, cependant, le début est brusque ; l'ascite s'installe rapidement, surtout après un refroidissement.

Puis, le ventre acquiert un volume variable; tantôt l'ascite demeure médiocre; d'autres fois, la distension abdominale acquiert vite les plus extrêmes limites.

L'ascite est sujette à d'importantes variations, mais, le plus souvent, les variations brusques, survenant d'un jour à l'autre, sont dues à l'intestin. De temps en temps, les malades ont de petites poussées de dyspepsie, avec constipation plus complète, état saburral des voies digestives; brusquement leur ventre devient très tendu, la matité est presque complète partout. Cette distension rapide s'accompagne de dyspnée, d'insomnie; il semble que la ponction soit imminente; puis, spontanément, ou bien après l'administration d'un absorbant, tel que le charbon, on voit la distension diminuer rapidement, et l'ascite redevenir ce qu'elle était antérieurement; cela montre que ces poussées relèvent tout simplement d'une production exagérée des fermentations gastro-intestinales.

Cependant, il est rare que l'ascite dure très longtemps sans nécessiter une ponction; en effet, le liquide finit par remplir le ventre tout entier, causant des troubles dyspeptiques, par compression de l'intestin, et de l'estomac, et immobilisant le diaphragme en expiration. Chaque ponction amène une amélioration, mais le liquide ne tarde pas à se reproduire, nécessitant des ponctions de plus en plus fréquentes ; chez certains malades, il faut les répéter tous les mois ou, même, tous les quinze jours : chaque ponction permet d'extraire de 10 à 15 litres de liquide. On conçoit qu'à ce degré l'ascite ne permet pas une survie bien longue : les malades épuisés se cachectisent ; souvent, ils sont emportés par une infection intercurrente, surtout par la tuberculose pulmonaire.

Cependant, la mort n'est pas la seule terminaison possible ; on a signalé des cas de guérison spontanée, ou survenant après une série de ponctions (Semmola).

DIAGNOSTIC. — I. **Reconnaître l'ascite.** — C'est, en général, facile. Nous ne ferons que mentionner l'*œdème de la paroi*, et la *tympanite*.

Les *tumeurs de l'abdomen*, telles que les kystes hydatiques du foie, la vessie distendue, sont aisées à reconnaître.

La difficulté est plus grande, lorsqu'il s'agit d'un *kyste de l'ovaire*. On connaît la célèbre erreur de Spencer Wells, opérant une péritonite tuberculeuse à forme ascitique, croyant ouvrir un kyste de l'ovaire. La difficulté n'est évidemment pas grande, lorsqu'on constate les symptômes d'une ascite libre, avec un ventre changeant de forme suivant les variations d'attitude; cependant, même alors, on peut se tromper; par exemple, une ascite à marche rapide distend rapidement l'abdomen, qui acquiert une dureté fort gênante, pour le diagnostic. On peut d'ailleurs observer la coexistence d'une ascite et d'un kyste de l'ovaire; ce dernier ne sera reconnu que par le palper; en déprimant brusquement la paroi abdominale, on arrive à sentir, sous l'ascite fuyante, mobile, le kyste dur et tendu.

Le diagnostic est beaucoup moins facile, en cas d'ascite enkystée : alors, le *toucher vaginal* montre que l'utérus est immobilisé, tandis qu'il ne l'est pas, en cas d'ascite; d'ailleurs, le kyste a été pelvien avant d'être abdominal; enfin, la *ponction exploratrice* ramène, en cas de kyste, un liquide limpide; dans bien des cas, il est plus dense que celui de l'ascite, et ne coagule pas spontanément : au microscope, on y trouve des cellules cylindriques, qui manquent en cas d'ascite.

II. Déterminer sa cause. — Deux cas peuvent se présenter en clinique : ou bien l'ascite s'accompagne d'autres œdèmes, ou bien ceux-ci font défaut.

a) *Ascite avec gros œdèmes.* — Il indique pratiquement une stase veineuse, dont la cause est au cœur ou au rein.

L'ascite fait partie du tableau clinique de l'*asystolie*, mais elle demeure à l'arrière-plan derrière les autres symptômes, dans la forme commune. Elle attire, au contraire, l'attention, dans la forme hépatique, caractérisée par des poussées d'ascite à marche rapide, avec gros foie dur, douloureux, animé de battements. Ces caractères, reconnus après la ponction, mettent sur la voie du diagnostic, que la rapide apparition de l'ascite et les circonstances dans lesquelles elle est apparue avaient déjà fait soupçonner.

L'ascite de cause rénale sera encore plus aisément reconnue, car elle s'accompagne d'un œdème gros, blanc, mou, des membres inférieurs, et des autres signes d'un *mal de Bright* avancé.

Beaucoup plus rarement, l'ascite avec œdème des membres inférieurs est occasionnée par une cachexie (tuberculose, syphilis, cancer, impaludisme) ; elle est alors le plus souvent négligeable ; elle peut relever d'une compression de la veine cave inférieure, par une tumeur quelconque.

b) Ascite non accompagnée d'œdèmes. — Elle est due à une cirrhose du foie, ou à une péritonite.

L'ascite des cirrhoses est une ascite *libre*, non cloisonnée ; on reconnaîtrait, d'après M. Lancereaux, son origine hépatique, au développement énorme des veines sous-cutanées, au niveau de l'hypocondre droit, tandis que, dans les ascites par stase dans le domaine de la veine cave inférieure, les veinosités seraient accentuées surtout *au-dessous de l'ombilic.* De plus, en comprimant ces veines, on pourrait s'assurer que le sang coule de la veine porte à la veine cave, dans le premier cas ; de la veine cave à la veine porte, dans le second.

De plus, l'ascite s'accompagne *d'ictère* fort variable, suivant la cirrhose, qui peut déterminer d'autres symptômes, variant suivant sa nature.

L'ascite est surtout fréquente dans la *cirrhose atrophique alcoolique.* Elle s'observe alors chez d'anciens éthyliques, est précédée de gastro-entérite alcoolique, il existe à peine du subictère. C'est une ascite énorme, à répétitions ; le liquide, riche en albumine (il en contient de 6 à 20 gr. par litre), ne coagule pas spontanément. Après ponction, on constate l'atrophie du foie et l'hypertrophie de la rate.

L'ascite est bien plus rare dans les autres cirrhoses hépatiques ; on l'observe quelquefois, dans la *syphilis hépatique* à forme scléro-gommeuse ; les signes sont ceux de la cirrhose alcoolique, mais le diagnostic se fait par la constatation d'autres lésions syphilitiques.

Le *cancer du foie*, dans sa forme cirrhotique, s'accompagne d'ascite avec hépatomégalie, la marche rapide et spéciale ne permet pas une longue hésitation.

Les *pyléphlébites*, les *pyléthromboses* s'accompagnent d'ascite à marche rapide, avec ictère, hémorragies gastro-intestinales, diarrhée, douleurs vives ; l'ascite se reproduit en 48 heures, après la ponction ; c'est une ascite à grand épanchement, avec splénomégalie énorme.

L'ascite est exceptionnelle dans les cirrhoses mixtes hypertrophiques.

L'ascite des péritonites n'appartient *pratiquement* qu'à la *péritonite tuberculeuse à forme ascitique.*

Nous ne reviendrons pas sur la description que nous en avons faite au chapitre précédent ; le diagnostic se fait grâce aux caractères spéciaux à la péritonite tuberculeuse : marche rapide, amaigrissement, frottements pleuraux, etc. La ponction est le critérium le plus sûr : on peut 1° reconnaître la nature tuberculeuse du liquide extrait, en l'inoculant au cobaye ; 2° on peut reconnaître des épaississements péritonéaux irréguliers, en palpant le ventre après la ponction.

Le cancer du péritoine donne lieu à une ascite presque toujours *hémorragique*; l'examen histologique du liquide peut montrer des débris cancéreux ; enfin MM. Siredey et Danlos ont insisté sur ce fait que les ponctions sont suivies de l'apparition rapide, à la peau, de noyaux cancéreux.

Enfin, signalons en terminant *l'ascite chyleuse*, caractérisée par un aspect laiteux du liquide, qui ressemble au contenu des chylifères ; sa significa-

tion est encore méconnue ; on n'a que des hypo-
thèses à ce sujet.

Pronostic. — Ce que nous venons de dire
montre que le pronostic est surtout subordonné à
la *cause* de l'ascite.

En elle-même, l'ascite peut menacer l'existence
lorsqu'elle est très volumineuse, au point d'entraver la respiration et les fonctions digestives ;
d'ordinaire, elle leur apporte simplement une gêne
plus ou moins marquée.

Signalons, en terminant, l'heureuse influence
qu'ont parfois les hémorroïdes sur le développement de l'ascite. Ball a remarqué que les cirrhotiques atteints d'hémorrhoïdes avaient moins
rapidement de l'ascite ; elle demeurait également
moins abondante.

Pathogénie et Anatomie pathologique. —
L'étude étiologique nous a permis de voir que l'ascite relevait de deux grandes causes : tantôt elle
est due à une stase veineuse (ascite avec œdèmes),
dans les autres cas, elle semble d'origine inflammatoire. Cela n'est pas discutable pour l'ascite
des péritonites, sur laquelle nous ne reviendrons
pas ; au contraire, le mécanisme de l'ascite des
cirrhoses est discuté.

Elle n'est assurément pas due à une stase pure-
ment mécanique, dans les cas où elle apparaît,
alors que le volume du foie est encore à peu près
normal ; aussi a-t-on cherché à lui assigner une

origine inflammatoire : elle a été attribuée à la *périhépatite*; en effet, très souvent, on constate des lésions de péritonite chronique, surtout marquées au niveau du foie ; Leudet incrimine une péritonite alcoolique ; M. Dieulafoy invoque des lésions chroniques des radicules de la veine porte, dues à l'alcoolisme : enfin beaucoup de cirrhotiques étant des tuberculeux, et notamment ayant des tubercules dans le foie, nombre d'ascites des cirhoses sont de nature tuberculeuse.

TRAITEMENT. — Il faut, tout d'abord, s'adresser à la cause.

Contre l'ascite, on ne fait plus guère que la ponction. Elle se pratique avec un gros trocart que l'on enfonce perpendiculairement à la paroi, à mi-distance entre l'ombilic et l'épine iliaque antéro-supérieure. Il semble préférable de vider complètement la cavité péritonéale ; ensuite, on applique un bandage de corps, fortement compressif, qui sera laissé une huitaine de jours.

La majeure partie des cliniciens ne pratiquent la ponction que lorsqu'elle est urgente ; d'autres la pratiquent systématiquement de bonne heure, et par séries; M. Semmola a signalé des faits, encore peu nombreux, de guérison après une série de ponctions.

TABLE DES MATIÈRES

—

II. — MALADIES DU PÉRITOINE

TABLE ALPHABÉTIQUE

MANUEL DU MÉDECIN PRATICIEN

Par le Professeur Paul LEFERT

Collection nouvelle de 14 vol. in-18 à 3 fr. le vol. cart.

La pratique journalière de la médecine dans les hôpi
taux de Paris (*Maladies microbiennes et parasitaires,
Intoxications, Affections constitutionnelles*). 1895. 1 vol.
in-18, 288 p., cart......................... 3 fr.

Principaux auteurs cités : BROUARDEL, CHANTEMESSE,
CHARRIN, CHAUFFARD, DEBOVE, DIEULAFOY, GALLIARD, GIL-
BERT, GRANCHER, HALLOPEAU, HANOT, HAYEM, HUCHARD, HU-
TINEL, JACCOUD, LANCEREAUX, LANDOUZY, LAVERAN, MARFAN,
NETTER, POTAIN, RENDU, RICHARDIÈRE, ROBIN, WIDAL, etc.

Principaux sujets traités : *Charbon, Choléra, Coqueluche,
Diabète, Diphtérie, Erysipèle, Fièvres éruptives, intermittentes, typhoïde, Gangrène, Goutte, Grippe, Malaria, Mor-
phinisme, Morve, Obésité, Paludisme, Pustule maligne,
Rachitisme, Rage, Rhumatisme, Rougeole, Scarlatine, Scrofule, Tétanos, Tuberculose, Typhus, Variole,* etc.

La pratique journalière de la chirurgie dans les hôpitaux de Paris. 1894. 1 vol. in-18, 324 p., cart... 3 fr.

Principaux auteurs : P. BERGER, BOUILLY, Lucas CHAM-
PIONNIÈRE, DUPLAY, Félix GUYON, KIRMISSON, L. LABBÉ,
LANNELONGUE, Le DENTU, MONOD, PANAS, PÉAN, PEYROT,
POZZI, QUENU, P. RECLUS, RICARD, SCHWARTZ, P. SEGOND,
TERRIER, TILLAUX, TUFFIER.

Principaux sujets : *Anthrax, Antisepsie, Appendicite,
Cholécystotomie, Cystite, Empyème Fractures, Gastro-
tomie, Hernies, Laparotomie, Luxations, Néphrectomie,
Occlusion intestinale, Ostéomyélite, Péritonite, Reins flot-
tants, Tétanos, Trépanation, Tuberculose chirurgicale, Tumeurs, Urétrotomie, Varices,* etc.

La pratique des maladies de l'estomac et de l'appareil
digestif. 1894. 1 vol. in-18, 288 p., cart......... 3 fr.

Principaux auteurs : BOUCHARD, BROUARDEL, BUCQUOY,
CHANTEMESSE, CHAUFFARD, DEBOVE, DIEULAFOY, GALLIARD,
GILBERT, HANOT, HAYEM, HUCHARD, HUTINEL, JACCOUD, LAN-
CEREAUX, LANDOUZY, LE GENDRE, MATHIEU, MILLARD, NETTER,
POTAIN, RENDU, ROBIN, TILLAUX, TROISIER.

Principaux sujets : *Cancer, Chimisme stomacal, Cirrhose, Coliques hépatiques, Diarrhée, Dilatation, Dyspepsie, Entérite, Entérocolite, Gastralgie, Gavage, Hyperchlorhydrie, Kystes du foie, Lavage, Lithiase biliaire, Massage
stomacal, Névroses, Obésité, Pérityphlite, Régime alimentaire, Stomatites, Typhlite, Ulcère.*

MANUEL DU MÉDECIN PRATICIEN

La pratique des maladies des poumons et de l'appareil respiratoire. 1891. 1 vol. in-18, 283 p., cart.... 3 fr.

Principaux auteurs : BARTH, CHAUFFARD, DEBOVE, DIEULAFOY, FAISANS, FERNET, GILBERT, GRANCHER, HANOT, HÉRARD, HUCHARD, HUTINEL, JACCOUD, LANDOUZY, LE GENDRE, MARFAN, NETTER, POTAIN, RENDU, J. SIMON, WIDAL, etc.

Principaux sujets : *Amygdalite, Angines, Asthme, Bronchite, Coqueluche, Coryza, Diphtérie, Dyspnée, Emphysème, Influenza, Laryngite, Phtisie, Pleurésie, Pneumonie, Pneumothorax, Thoracentèse, Toux, Tuberculose, etc.*

La pratique des maladies du cœur et de l'appareil circulatoire. 1895. 1 vol. in-18, 281 p., cart .... 3 fr.

Principaux auteurs : BARIÉ, BUCQUOY, CHAUFFARD, DIEULAFOY, GILBERT, GRANCHER, HANOT, HAYEM, HUCHARD, HUTINEL, JACCOUD, LANCEREAUX, LAVERAN, MATHIEU, PETIT, POTAIN, RENDU, ROBIN, SEVESTRE, J. SIMON, THOINOT, etc.

Principaux sujets : *Anémie, Anévrismes, Angine de poitrine, Aortite, Artério-sclérose, Asystolie, Battements de cœur, Cardiopathies, Chlorose, Cyanose, Embolies, Endocardite, Hémoptysie, Hémorragies, Hémorroïdes, Hydropisie, Hypertrophie, Insuffisances cardiaques, Myocardite, Palpitations, Péricardite, Phlébite, Rétrécissement, Sclérose, Symphyse, Syncope, Tachycardie, Transfusion, Varices, etc.*

La pratique des maladies du système nerveux dans les hôpitaux de Paris. 1891. 1 vol. in-18, 285 p., cart. 3 fr.

Principaux auteurs : BABINSKI, G. BALLET, BOURNEVILLE, CHRISTIAN, DÉJERINE, FALRET, FÉRÉ, GILLES DE LA TOURETTE, JOFFROY, LUYS, MAGNAN, MARIE, RAYMOND, A. et J. VOISIN.

Principaux sujets : *Abasie, Ataxie locomotrice, Chorée, Contractures, Délire, Éclampsie, Épilepsie, Hypnotisme, Hystérie, Hystéro-traumatisme, Insomnie, Migraine ophtalmique, Myélite, Neurasthénie, Pachyméningite, Paralysie agitante, Polynévrite, Sclérose, Suggestion, Syringomyélie, Tabes, Tétanie, Tics, Transfusion nerveuse, Vertige, etc.*

La pratique des maladies des enfants dans les hôpitaux de Paris. 1 vol. in-18, 285 p. cart............... 3 fr.

Principaux auteurs : BROCA, COMBY, DESCROIZILLES, GRANCHER, HUTINEL, KIRMISSON, LANNELONGUE, MILLARD, MOIZARD, DE SAINT-GERMAIN, SEVESTRE, SIMON, VARIOT, etc.

Principaux sujets : *Angines, Bronchite, Broncho-pneumonie, Chorée, Convulsions, Coqueluche, Coxalgie, Croissance, Diphtérie, Fièvre typhoïde, Incontinence d'urine, Mal de Pott, Méningite, Ophtalmie purulente, Paralysie, Pleurésie, Pneumonie, Rachitisme, Rougeole, Scarlatine, Scrofule, Stomatites, Vers intestinaux.*

MANUEL DU MÉDECIN PRATICIEN

La pratique dermatologique et syphiligraphique dans les hôpitaux. 1895. 1 vol. in-18, 288 p. cart.... 3 fr.

Principaux auteurs : BALZER, BESNIER, BROCQ, DUCASTEL, FEULARD, FOURNIER, GAUCHER, HALLOPEAU, JULLIEN, MAURIAC, MERKLEN, RENAULT, TENNESON, THIBIERGE, etc.

Principaux sujets : *Acné, Blennorrhagie, Chancre, Dermatites, Eczéma, Érysipèle, Favus, Folliculite, Gale, Herpès, Lèpre, Lichen, Lupus, Mycosis fongoïde, Pelade, Phagédénisme, Scarlatine, Sclérodermie, Sycosis, Syphilides, Syphilis, Syphilomes, Teigne tondante, Tuberculoses cutanées, Urticaire, Variole, etc.*

La pratique des maladies des yeux dans les hôpitaux de Paris. 1895. 1 vol. in-18, 324 pages, cartonné. 3 fr.

Principaux auteurs : ABADIE, BROCA, BRUN, CHEVALLEREAU, DUPLAY, GALEZOWSKI, JAVAL, KIRMISSON, LANDOLT, LANNELONGUE, NÉLATON, PANAS, RECLUS, RENDU, SAINT-GERMAIN, TERRIER, TILLAUX, TROUSSEAU, VALUDE, WECKER, etc.

Principaux sujets : *Astigmatisme, Blépharite, Cataracte, Choroïde, Conjonctivite, Décollement, Ectropion, Entropion, Énucléation, Glaucome, Hypermétropie, Iridectomie, Iritis, Kératite, Myopie, Névrites optiques, Ophtalmies, Ophtalmoscopie, Presbytie, Ptosis, Réfraction, Rétinite, Strabisme, Tumeurs oculaires, Zona ophtalmique, etc.*

La pratique des maladies du larynx, du nez et des oreilles. 1896. 1 vol. in-18, 288 p., cart........ 3 fr.

Principaux auteurs : BARTH, BROCA, CASTEX, DIEULAFOY, GELLÉ, GÉRARD-MARCHANT, GOUGUENHEIM, LERMOYEZ, LUBET-BARBON, PÉRIER, POYET, QUENU, SCHWARTZ, TILLAUX, VARIOT.

Principaux sujets : *Abcès mastoïdiens, Adénoïdites, Asthme des foins, Bourdonnements d'oreilles, Cancer, Cathétérisme, Coryza, Épistaxis, Laryngites, Laryngotomie, Otites, Otorrhée, Ozène, Polypes, Rhinite, Rhinosclérome, Rhinoscopie, Suppurations mastoïdiennes, Trachéotomie, Tubage, Tuberculose laryngée, Vertige de Menière.*

La pratique des maladies de la bouche et des dents dans les hôpitaux. 1896. 1 vol. in-8, 288 p., cart.. 3 fr.

Principaux auteurs : BERGER, BROCA, CHAPUT, DELBET, HARTMANN, KIRMISSON, LANNELONGUE, LE DENTU, LERMOYEZ, MAGITOT, QUENU, RECLUS, SCHWARTZ, TILLAUX, etc.

Principaux sujets : *Amygdalites, Anesthésie, Antisepsie, Bec-de-Lièvre, Cancer de la langue, Carie dentaire, Dents de sagesse, Extraction des dents, Fractures des dents, Gingivite, Greffe dentaire, Grenouillette, Kystes, Muguet, Nécrose phosphorée, Obturation des dents, Ostéopériostite alvéo-dentaire, Palatoplastie, Périodontite, Réimplantation des dents, Stomatites, Uranoplastie.*

ENVOI FRANCO CONTRE UN MANDAT SUR LA POSTE

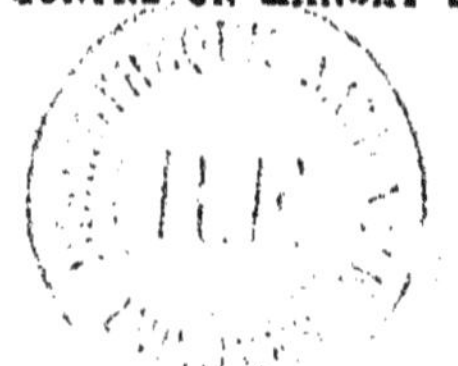

www.ingramcontent.com/pod-product-compliance
Ingram Content Group UK Ltd.
Pitfield, Milton Keynes, MK11 3LW, UK
UKHW021014140726
13695UKWH00001B/261